リハビリテーションのための

足と靴のみかた

改題第2版

兵庫医科大学教授
坂口 顕
［編集］

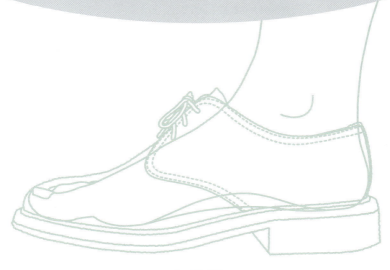

文光堂

■編　集
坂口　顕　　兵庫医科大学リハビリテーション学部理学療法学科教授

■執　筆（執筆順）
坂口　顕　　兵庫医科大学リハビリテーション学部理学療法学科教授
金井　秀作　県立広島大学保健福祉学部保健福祉学科教授
川口浩太郎　兵庫医科大学リハビリテーション学部理学療法学科教授
沖　貞明　　県立広島大学名誉教授
岡村　和典　県立広島大学保健福祉学部保健福祉学科講師
辻野　道子　神戸医療福祉専門学校三田校整形靴科学科長
山本　悟士　神戸医療福祉専門学校三田校義肢装具士科
寺西　利夫　株式会社グッズマン代表取締役社長
宮崎　要輔　合同会社GETTAプランニング代表
小俣　訓子　渚うめだ整形外科クリニックリハビリテーション科主任
島谷　康司　県立広島大学保健福祉学部保健福祉学科教授
寺師　浩人　神戸大学医学部附属病院形成外科・美容外科教授・診療科長
槻本　直也　桃仁会病院医療技術部リハビリテーション科科長
藤岡　宏幸　兵庫医科大学ささやま医療センター病院長
小林　美穂　フットケアサロン足や代表
山﨑せつ子　元 兵庫医療大学教授・副学長
橋本　絢大　兵庫医科大学リハビリテーション学部作業療法学科
日髙　正巳　兵庫医科大学リハビリテーション学部理学療法学科教授
荒田　和昌　株式会社きょうと義肢代表取締役

第2版の序

　2013年に「もっと足と靴のことを多くの理学療法士に知ってほしい」という想いを形にした『理学療法士のための足と靴のみかた』の初版を発刊してから，11年の歳月が経ちました．

　「足と靴だけでここまで幅広く書くとは！」とのお言葉をいただき，理学療法士のみならず，多くの医療従事者や靴製作・販売にかかわる方々にもお読みいただきました．

　この11年の間に，足や靴に関する書籍が数多く発刊されるようになりました．社会の意識やニーズも変化し，靴や履物そのものも多様性を増しています．特に『コロナ禍』と呼ばれる時期を境に，オンラインワークなどにより外出機会が減った方がいる一方で，釣りやキャンプといったアウトドアレジャー，登山やジョギングといったアクティビティに取り組む方が増加するなど，文化そのものが変化したと感じています．

　スポーツシューズに目を向けると，とりわけマラソンなどで話題となった厚底シューズは記録を大きく伸ばす一方，履きこなすためのトレーニングの必要性や，その欠如による障害が議論されています．靴の販売に関しても，従来のマスメディアによる宣伝や店頭販売に加え，SNSを利用したマーケティングやインターネットを通じた販売が加速しました．

　臨床現場においては，足に対する運動療法も変わってきました．体幹の『ローカルスタビライザー（local stabilizer）』の概念が足部にも応用され，McKeonらによって『フットコアシステム（foot core system）』という新たな概念が提唱されました．それに伴い，『ショートフットエクササイズ（short foot exercise）』といった新しい運動療法が導入されています．

　さて，第2版では，『理学療法士』だけでなく，足や靴を多職種がかかわる課題と捉え，『リハビリテーションのための足と靴のみかた』とタイトルを改めました．執筆には，それぞれの分野の第一線でご活躍の先生方にご協力いただき，有益な情報を余すところなくご執筆いただきました．この場を借りて，深く感謝申し上げます．

　加えて，多様な履物を知っていただくために『下駄トレーニング』や『女性の靴』といった新しいトピックを加えました．コラムでは『在宅でのフットケア』や商品を販売するための『マーケティング戦略』といった，医療の枠を超えた内容も追加いたしました．読者の皆さまには，「足や靴って面白いな！」と感じていただければ幸いです．

　最後に，初版から引き続きご担当いただきました編集者の奈須野剛弘氏，そして株式会社文光堂のご理解と多大なるご尽力に，心より感謝申し上げます．加えて，編集・執筆を支えてくれた家族にも，ここで感謝の意を表します．

2024年9月

坂口　顕

第 1 版の序

　リハビリテーションの世界では，移動手段として，また運動療法の一つとして「歩く」ことがクローズアップされる．とりわけ理学療法は，その対象が，運動器系，中枢神経系あるいは内部障害系のどのような疾患であったとしても「歩行」を目的や手段として利用する．

　ヒトは二足歩行であり，歩行時に，自らの力を地面に伝え，地面からの力を吸収する唯一の接点は，「足」と「靴」となる．「歩きましょう」という指導をすることの多い理学療法士は，「足」や「靴」について，関心を持つのは当然のことであろう．

　現在は，技術が進歩し，新しい機能を持った靴が次々と開発されている．しかしながら，どれだけ良い「靴」を履いていても，それを正しく「履かなければ」宝の持ち腐れになってしまうというのも事実である．

　本書では，「足」に続いて「靴」を学び，そしてさまざまなシーンに合わせた「靴の処方」という順で読み進めていけるように構成されている．このように「足」と「靴」に特化した書というのは，他に類を見ない．

　具体的には，足の構造（解剖学）や，アーチといった機能面（運動学）など足の基本を理解する．その後，臨床現場で非常に重要となる「足の評価」について理解し，最後に「足の病変」と，足を総合的に学習できる．

　次に，「靴」の理解を進めるために，「基本的な靴の構造」で靴の基本を知り，次に「どのように靴を選択するのか？　履けばいいのか？」について学ぶ．さらに「靴が変わるとどうなるのか？」「靴下の影響」や，介入していくための「足底挿板」という臨床での疑問を解決する形で進められている．

　シーン別では，「高齢者」「小児」「糖尿病」「人工透析」「足の変形，リウマチ」の臨床現場で出会うさまざまなシーンに合わせた靴を処方するために，その考えかたや事例など，実際にどのような靴を処方していくのかについて知ることができる．最後には，靴の着脱という「ADL 指導」や，そのための「環境設定」という，リハビリテーション専門職種に必要な「足」や「靴」にまつわる部分を網羅してある．

　本書が，「足」と「靴」について総合的に理解できるものとして，多くの臨床家によって愛読され，「足」と「靴」を丁寧にみることのできる専門職者になっていただくことを切に願う．

2013 年 2 月

坂口　顕

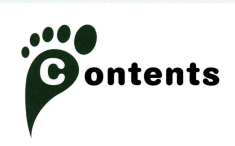

第1章 なぜ，リハビリテーションと足・靴なのか？

1. 改めて，なぜ今，足と靴なのか？ ————————（坂口　顕）2

第2章 足の基本

1. 足の解剖 ————————————————————（坂口　顕）14
2. 足の運動学 ——————————————————（金井秀作）23
3. 足の評価 ———————————————————（川口浩太郎）33
4. 足の変形と疾患 ————————————————（沖　貞明）49
5. 足のエクササイズ ———————————————（岡村和典）57

第3章 靴の基本

1. 靴の基本 ———————————————————（辻野道子）68
2. 靴の履きかた・選びかた ————————————（坂口　顕）83
3. 靴の運動学と靴による障害 ———————————（坂口　顕）91
4. 女性の靴 ———————————————————（坂口　顕）101
5. 一般的な足底挿板の考えかた ——————————（山本悟士）107
6. 靴下の基本 ——————————————————（坂口　顕）117

コラム フットサポーターの開発とマーケティング
　　　　　　　　　　　　　　　　　　　　　　（寺西利夫・坂口　顕）123

7. トレーニング機器としての下駄 —————————（宮崎要輔）126

第4章 シーン別　靴の処方

1 有痛性疾患と靴の処方 （小俣訓子） 132

2 高齢者のための靴 （坂口　顕） 140

3 子供のための靴 （島谷康司） 147

コラム 子供のスポーツと足・靴 （坂口　顕） 156

4 足病患者のための靴 （寺師浩人） 157

5 透析患者のための靴 （槻本直也） 165

6 足の変形・関節リウマチ （藤岡宏幸） 173

コラム 日本における在宅でのフットケア （小林美穂） 179

第5章 ADLと環境設定

1 靴の着脱動作 （山﨑せつ子・橋本絢大） 182

2 靴を履くための日常生活動作と環境設定 （日髙正巳） 191

コラム 装具と靴 （荒田和昌） 198

巻末 カラー写真 199

索引 210

第1章

なぜ, リハビリテーションと足・靴なのか？

改めて，なぜ今，足と靴なのか？

ここがポイント！

▶ 改めて，足と靴とリハビリテーション
▶ 時代とともに変わる履物文化～コロナで変わった靴文化・マーケティング～
▶ 改めて，日本における靴にまつわる歴史・文化を知ろう
▶ 運動器だけじゃない足と靴

1 改めて，足と靴とリハビリテーション

作家のいしいしんじさんの「靴みがきの目」というエッセイ[1]で，靴磨きの男がこんなことを言う．

「(前略) わたしたちがふだん，この星と接しているのは，靴底でだけです．靴ってものは，わたしたちを，この世界につないでくれる『橋』だと，そういって，まったく見当外れではないでしょうね」

ヒトは移動手段として二足歩行を行う．歩行の際に，地面に接しているのは「足」であり，靴を履いているならば「靴」ということになる．

特に理学療法士は，解剖学で「足」の構造を学び，また運動学では歩行などの動作の際にどのように「足」が機能し，またほかの関節などにどのように影響をもたらすのかを理解している数少ない職種であるといえる．さらに義肢装具学などで「靴」を学んでいるという強みもある．理学療法士が「さあ歩きましょう！」と患者や利用者に歩行を促す機会は非常に多い．にもかかわらず，残念な光景に出会うことが少なくない．

病院の近隣で，ケーシー姿の人と患者が一緒に歩いている．つい，足元に目をやると，セラピストらしき人の靴は踵が潰れており，患者らしき人はヒールカウンターなどのない，いわゆる「リハビリシューズ」を履いている．私たちの専門性を，文

1 改めて,なぜ今,足と靴なのか？

字通り「足元から」見直す必要をひしひしと感じる瞬間である.ただ,足や靴の問題は,日本文化特有のものもあるため,改めて,歴史や文化を紐解いてみたい.

2 改めて,日本における靴にまつわる歴史を知ろう

さて,日本において,履物の歴史は弥生時代からといわれている.もともと農耕用に足を保護するものとして下駄や草履・草鞋が考案され履かれていた(図1).飛鳥時代には,中国大陸から装飾用の靴などが権威を示す道具として一部の貴族に好まれたが,一般的ではなかった.

その一方で,各地の神社仏閣には「草履」が祀られたり,「わらじ神輿」といった大草鞋の載った神輿を担いで練り歩き五石豊穣を祈念するような祭りがあったりして,日本人にとって履物は単なる道具ではなく,どこかスピリチュアルな存在として受け継がれてきている(図2).

日本人で,現代のような洋靴を初めて履いたのは1582年,天正遣欧少年使節の4人であるとの記録がある.江戸時代末期では,坂本龍馬が洋靴を履いていたというのは有名な話で,高知県の桂浜にある「坂本龍馬像」は,紋付き袴姿に洋靴を履いている出で立ちをしている.懐にはピストルを携えているともいわれているが,当時ではなかなか手に入らない「珍品」であった洋靴を履いている姿は,新しいものをどんどん取り入れていった龍馬を表現するにはまさしく「もってこい」の立ち姿といえる(図3).

明治時代に入ると,刀を差した侍たちが洋靴を履いている姿が挿絵として「ジャパン・パンチ」に掲載されるなど,一部の武士たちがおしゃれとして履いていた記録が残っている(図4)[2,3].大正・昭和初期になると洋装を好んだ一部の貴族が洋靴を履くとともに,「軍靴」として兵隊たちに靴が支給されるようになっていった.またごく一部ではあるが,庶民にも洋装が広まっていくとともに,靴を履く文化が始まったといえる.

しかしながら靴を履く文化が一般庶民に広まったのは第二次世界大戦後であり,多くの日本人が靴を履くようになったのは高度経済成長期以降である.つまり,日本人にとっては,靴を履き出してから100年も経っていない,まだ浅い歴史しかもっていないというのが日本における靴の歴史である.

戦後の日本では,工業技術の発展と経済成長とともに,急速に靴を履く文化が広まっていった.しかしながら,靴というモノの発展に対して「靴を履く」という行為については,非常に未成熟なまま今日に至っている.

たとえば,店舗で靴を購入する際に,片足しか履いて合わせない人を見かける.ヒトの足は左右でサイズやアライメントが異なるため,両足で確認するべきである

3

第1章 なぜ，リハビリテーションと足・靴なのか？

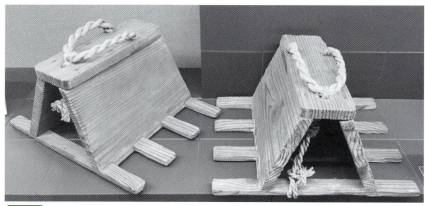

図1 農工具としての田下駄
（福山市松永はきもの資料館より許諾を得て撮影）

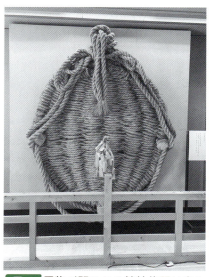

図2 履物が祀られる神社仏閣は少なくない
（福山市松永はきもの資料館より許諾を得て撮影）

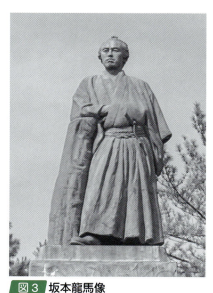

図3 坂本龍馬像
袴姿に洋靴を履いている．
（高知市桂浜にて筆者撮影）

1 改めて，なぜ今，足と靴なのか？

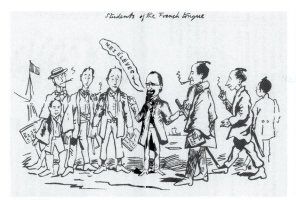

図4 洋靴を履く幕末の武士たち
（文献2，3より）

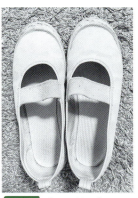

図5 バンドバレーシューズ
1950年代の終わりから発売され，今も学校などで履かれている．

し，両足を靴に入れて歩いてみなければ，足に合う靴は見つけられても，歩きやすい靴かどうかは確認できない．

　さまざまな場面で「靴を買うときに歩きましたか？」と質問してみるが，ほとんどの人は「履いてみたけれども歩かなかった」という回答である．最近では，履くことさえもしていないという人も増えた．コロナ禍以降モノをインターネットで購入するという文化が定着し，靴を一度も履くことなく購入する人が増えている．今後，足のトラブルを抱える人が増える可能性があるだろう．筆者は靴について眼鏡をたとえにすることが多い．「自分に合った眼鏡をかけないと，見えないばかりか疲れますよね．眼鏡を一度も合わせずに買いますか？片目だけ合わせますか？」と….

3 日本における教育現場と靴

　次に，履き方についてはどうだろうか？

　靴の履き方について，さまざまなところで小規模な取り組みは行われているものの，靴の履き方に関する教育は，日本では未整備のままといえる．

　特に，学校教育現場では，靴を着脱する機会が非常に多いにもかかわらず，靴を正しく履くという教育はほとんどなされていない．逆に，学校で用いられているいわゆる「上履き」は，全体が柔らかく，ヒールカウンター（月形しん）もなければシャ

第1章　なぜ，リハビリテーションと足・靴なのか？

ンク（踏まずしん）もなく，ボールジョイント（トウブレイク）もない．靴と呼べる
代物ではなく，まさに「上履き」である（図5）．裸足教育を推進しているという幼
稚園や保育園などを見かけるが，この「上履き」よりも裸足の方がよいということ
なのかもしれない．

　上履きの文化は，明治時代に遡る．明治24（1891）年「小学校設備準則」が，小学
校の校舎や教室など，学校建築の在り方を示した．そのなかに「校舎ハ生徒ノ帽，傘，
雨衣，足駄等ヲ置クヘキ場所ヲ備フルヲ要ス（略）」と定められており，「足駄」を置
く昇降口の必要性に言及している[4]．この頃は「下駄」を置く場所であり，校舎内
では足袋であったり裸足であったりしている．

　時を経て，1950年代の終わりに「前ゴムシューズ」「バンドバレーシューズ」が発
売開始され，学校で「上履き」として用いられるようになった．これらは地域性も
あり，北海道や東北などの平均気温の低い地域では，防寒や雪の影響があるため比
較的自由に「上履き」を選ばせている傾向にあり，前ゴムシューズやバンドバレー
シューズが履かれている地域は，それらの地域に比べると平均気温が高い傾向にあ
る[4]．

　さて，学校教育における上履き文化であるが，実は上履きは単なるモノとして扱
われているわけではない．そのことが，モノとしての靴の機能性を後回しにしてい
るのかもしれない．それは，生活指導上，靴が重要なツールとして扱われていると
いう一面があるということである．埼玉県で実施された調査では，「規律ある態度」
を達成するためには，「あいさつ」「時間を守る」と並んで「履物を揃える」という取
り組みが，「規律ある態度」に有効であったと回答している．吉田らはだからこそ，
上履きの機能面についてはあまり重要視されず，1960年代に用いられてきたもの
がそのまま現代でも使われ続けている現状がある，と述べている[5]．

　しかしながら，1日の1/3の時間を上履きで過ごすということを考えると，21世
紀も中盤に差し掛かるこのご時世，そろそろ上履きの機能面にも注目する必要があ
るのではないか？と感じる．そこに「靴を揃える」と同時に「靴を正しく履く」とい
う教育がなされてもいいのではないだろうか？

> MEMO

神戸は一足制が多数派
ちなみに，筆者の居住する神戸市は，2015年時点で，246校の小中学校のうち，
229校が一足制（上履きを採用せず屋内も下履きで生活する）を採用している．こ
れは外国人居留地の存在といった洋風文化の影響に加え，学校敷地の狭さから昇
降口・下駄箱を置く余裕がなかったのではないかといわれている．

4 日本文化，日本家屋と靴

さて，一般的に靴が履かれている現代では，靴本来の機能が十分に備わったものが市販されている．しかしながら，日本における靴文化の特異性は靴の歴史だけにあるのではない．日本においては，靴は「屋外で履き，屋内では脱ぐ」ものであるという文化もまた，靴を語るには欠かせない．これは，日本の高温多湿の気候に対応した日本家屋には上り框が存在し，この段差が外と内の境界線として機能しているからである．近年のマンションなどに上り框はないが，玄関で靴を脱ぐという文化は継承されている．

したがって，日本人にとって靴は頻繁に「着脱するもの」であり，この動作を簡便に行えることは，靴を選択する際に必要な要素となる．事実，筆者が高齢女性に対して行った意識調査では，比較的頻繁に靴を買い換える傾向にあるものの，靴購入に際して考慮することとしては「着脱の容易さ」が大きなポイントになっており，歩きやすさよりも重要な項目であるという結果であった[6]．

先に述べた靴購入時に「試し履き」はするが「試し歩き」はしないということも，着脱の確認が重要なポイントであるという表れかもしれない．

5 靴を履く環境設定

さて，屋外で履いていた靴を屋内では脱ぐという日本文化における「着脱」であるが，正しい靴の履き方さえ知れば，日本家屋は靴を着脱するための環境が整っているといえる．日本家屋の上り框は，およそ 20 ～ 40cm の高さであることが多い．したがって，上がり框に座ることで，靴を履く環境が整う．マンションなどのバリアフリーの玄関には，椅子を置くなどして座る場所をあえて作らないと，靴を履く環境が整わない．そのような住環境を整えることは，作業療法士をはじめとするリハビリテーションにかかわる職種の腕の見せどころではないだろうか？

6 時代とともに変わる履物文化～コロナで変わった行動様式・マーケティング～

2020 年を境に，人々の行動様式は変わった．周知のように COVID-19 感染拡大による社会情勢の変化が原因である．過去に類をみない感染拡大と政府による「緊急事態宣言」による外出禁止，密の回避のための「テレワーク」や「オンライン」，「在宅勤務」など，それまで一部の人にのみ使われていた言葉が一般化され，それにより個人の行動は変化せざるを得なかった．本来ならば，2020 年に開催予定だった東京オリンピック・パラリンピックは，大きなスポーツムーブメントを引き起こし，

第1章　なぜ,リハビリテーションと足・靴なのか?

人々の動きをより活発化すると予想されていた.しかしながら,このCOVID-19感染拡大は競技の開催延期や無観客での開催など,想定していたものとは違う形となってしまった.

この間,会社に出社することのない新入社員は,新しい革靴を履くこともなく,入学式や卒業式でお母さん達が新しいパンプスを履く必要もなくなった.「不要不急」でないパーティーや結婚式などもなくなり,おしゃれなハイヒールを履く機会もなくなったのである.

しかしながら,その一方では「巣ごもり需要」という言葉が生まれると同時に,「三密」を避けるため,人とは接しないで屋外で行うことができるキャンプや釣り,登山といったアウトドアなどを本格的に始める人たちが急増した.在宅生活で体力が低下しないようにとウォーキングやジョギング,ランニングを本格的に始める人も決して少なくなかった.今まで運動に縁のなかった人にも,ジョギングシューズや登山用のシューズなどの新たな靴を購入する需要が創出されたのである.

ところが,コロナ禍中の経済活動は,対面での販売が避けられ,インターネットで購入するという文化が爆発的に発達した.そして収束後もその利便性は私たちの生活を変えている.靴や靴下についても例外ではない.対面でなく,写真のみで購入する機会が増えたことは,足に合わない靴を購入する可能性も高く,今後,靴や足のトラブルが増加することも想定される.

購入側だけではなく,販売する立場では,マーケティング戦略が変わったといえる.かつてはテレビコマーシャルなどのマスメディアによる広告が主な宣伝手段であったマーケティング戦略が,SNSとの併用に変わってきていることも,大きな流れであるといえる.インフルエンサーといわれる影響力の高い人々によって商品が使われ,言葉や画像,動画で拡散してもらうという戦略は,インターネットやスマートフォンが出現する前までは考えられなかった手法である.商品がよいモノであるということだけではなく,時代に即したマーケティング戦略を行っているという点は,医療職が見落としがちな部分である.医療職にとって,靴や靴下は機能面が重視されるが,靴や靴下を販売しているのは「アパレル産業界」であることを忘れてはならない.開発,販売する企業にとっては,素材や形態,機能面を充実させるだけでなく,その時代その時代の「流行」に合致した商品を出し続けていかなければならない.

一方,機能面を追求し続けているのがスポーツシューズの世界である.2023年5月に政府からCOVID-19の5類移行が発出され,それまでの行動制限が解除されてからも,ジョギングやランニングといったアクティビティは継続して楽しまれており,各地で中断されていたご当地マラソンなども復活している.

この10年間を振り返っても,新たなコンセプトのシューズが開発されている.

1　改めて，なぜ今，足と靴なのか？

リオデジャネイロ五輪以降，マラソンシューズでは，カーボンプレートの入った厚底シューズを履いたランナーが好記録を連発している．その一方で，シューズに見合った身体能力がない市民ランナーがトラブルを抱えることも見受けられるため，最近では厚底シューズに適したトレーニングが「厚トレ」として推奨されている．従来のシューズと厚底シューズでは，部位や種類など障害の種類が異なるため，靴だけでなく，さまざまな機能を有する靴下（フットサポーター）も市販され始め，障害予防やパフォーマンスの向上を目的にアスリートに好まれている．また日本の伝統工芸品である「下駄」を用いたトレーニングが紹介されるなど，単なる履物としての役割を超えたツールとしてその存在意義を主張している．

　一方で，足にまつわる運動療法にも，新たなコンセプトが提唱されている．従来のチューブエクササイズやタオルギャザーといったものから，short foot exercise（SFE）がエビデンスの高いエクササイズとして効果が検証され，足の治療に用いられている．

　このように，足にまつわる話題というのは，足の機能の問題に加え，用品の開発によっても変化していくものである．足の解剖，足の機能，そして運動学といった身体的な知識に加え，装具，生活環境の知識を有する理学療法士・作業療法士であるからこそ，改めて，靴や履物の知識を十分に備えたうえで対象者に向き合っていただきたい．

7　改めて，セラピストの真骨頂〜歩行・足，そして靴〜

　足は7つの足根骨と5つの中足骨，そして14の趾骨からなる．これらは相互に連携し合っているために，1つのアライメント不良（malalignment）があればすべての関節に影響を与える．足は衝撃を吸収するショックアブソーバーとしての役割をもちつつ，歩行時には身体からの動力を地面に伝える唯一の接地点としての役割を担っている．この相反する役割を全うするためには，単に足を静的に解剖学として捉えるだけでなく，「動的な」足の機能を理解する必要がある．ヒトの動きを運動学に基づいてみることができるセラピストこそ，靴・フットケアをみるのに最適な職種であると筆者が考えるのはこの部分である．

　距骨下関節，アーチ構造，足趾の役割も重要であり，靴を履いた際に踵部分が定まり，距骨下関節のコントロールがままならないと，足本来の機能が損なわれる．十分に力が地面に伝わらずに，エネルギーロスを起こして疲労を呈したり，アライメントが崩れてトラブルにつながったりすることも少なくない．足のアーチ構造は足のもつ相反する機能を最大限に引き出してくれるが，足根骨のアライメント不良であったり蹴り出し時の足趾背屈ができなかったりする状況であると，その機能が

9

第1章　なぜ，リハビリテーションと足・靴なのか？

損なわれる．

　当然ながら，靴はこれらの足の機能を十分に活かすことのできる機能を備えていることが望ましく，それは靴そのものの機能に加え，靴を「正しく履く」という行為が伴わなければならない．セラピストは「靴の選択」にもかかわることがあり，靴を履く動作の指導もできる最も適した立ち位置にある職種であるといえる．

8　フットケアを再考する～糖尿病患者・透析患者への工夫～

　足の解剖学や運動学のみならず，足にトラブルを抱える患者で忘れてはならないのが糖尿病患者や透析患者といった内科的疾患をもつ患者へのフットケアである．これらの患者には運動療法が必要であり，その代表例として「歩く」という指導をすることが多い．歩くことが必要である反面，不用意に歩くことによって足に傷をつくるリスクが考慮されなければならない．こういった患者へのフットケアでは，内科医や形成外科医，看護師など他職種と連携してアプローチする「他職種連携（interprofessional work：IPW）」が必要となる．

9　糖尿病患者には

　本編とコラムに詳細は譲るが，ちょっとした足病変が足部潰瘍，壊疽から切断に至ることが多い．明らかな外傷ではなく，靴擦れや陥入爪，巻き爪，胼胝などが要因になることも多い．これらは歩行といった動きのなかで発生することが多いため，動きを観察するセラピストの出番である．

　靴擦れは，文字通り靴と足が擦れることで生じるため，足と靴のフィッティングの悪さが原因になることも多いが，正しく履いていないことでも生じるため，指導が必要となる．

　靴擦れや異常な摩擦の繰り返しは，その部位の角質層を肥厚させ，胼胝・鶏眼となる．いわゆるたこやうおのめといったものである．一例ではあるが，足関節背屈の可動域制限があると，それを代償するために中足骨頭あたりを軸にしてホイップのような蹴り出しを行う場合がある．中足骨頭部分を軸とするので，その部分に摩擦が加わり，胼胝ができることがある．

　靴擦れや胼胝は，決して靴を履いて立っているだけでは起こり得ない．そこから動き出すことによって生じる病変である．そしてその動きをみることができる専門家はセラピストとなる．そして，万が一，足病変ができてしまってからも，医師や義肢装具士と共同して，病変部位の除圧を施した整形靴の処方やそれを履いての指導にあたることが必要である．

10 人工透析患者には

人工透析患者は，糖尿病性腎症から移行している場合や，閉塞性動脈硬化症などの血管系の疾患を合併していることが多く，足病変のリスクが高い．さらに人工透析患者では，透析によって体内の水分量を調節することから，透析前後で足部の大きさが変化する．人工透析患者のなかには「透析日と非透析日で靴を変える」という工夫をしている人もいる一方，「足のトラブルを起こすのが怖くていつも同じ靴ばかり購入してしまう」という人もいる[7]．患者自身も「どこに相談していいかわからない」ため困っていたりする．近年では，透析中に運動療法を実施する施設や，フレイル予防に透析患者に運動療法を行う施設もあるが，是非とも足のトラブルを回避する相談窓口として，セラピストが担ってほしいと願う．

11 章の終わりに

広島県福山市にある松永はきもの資料館の入り口にはこのようなメッセージが掲示されている．

はじめて米作りを知った私たちの先祖——
未明の月が，夕べの月が働く彼らを照らした
足にはく，田下駄を照らした
二千年経った
月は変わらない　夜空をわたって地上を照らす
だが，その月には人間の足跡が，宇宙靴の足跡が残る
——田下駄から宇宙靴まで——

履物の歴史は進み続けるが，是非とも，それを履く側の歴史も進化させ続けていきたいものである．セラピストが，その足もとを照らす月明かりの存在になることを願って…（図6）．

▶文献

1) いしいしんじ：靴みがきの目．靴のおはなし1，ループ舎，奈良，71-104，2018
2) Wirgman C：横浜仏語伝習所の生徒たち．THE JAPAN PUNCH，2月号，1866
3) 清水 勲編：ワーグマン日本素描集，岩波書店，東京，72-73，1987
4) 神崎綾香ほか：小学校の二足制採用の歴史的経緯と全国の現状について．日本建築学会技術報告集 25：1397-1402，2019

第1章 なぜ,リハビリテーションと足・靴なのか？

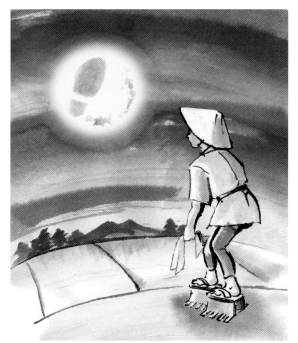

図6 田下駄で月を見ている絵

5) 吉田智美ほか：学校生活における上履きの変遷とその役割．埼玉大学紀要教育学部 58：123-134, 2009
6) 坂口 顕ほか：後期高齢女性の履物購入に関する調査〜軽度要介護高齢者について〜．靴の医学 20：27-30, 2007
7) 槻本直也ほか：透析患者の履物選択に関する意識調査〜歩行可能な通院透析患者について〜．靴の医学 21：121-124, 2008

（坂口　顕）

第2章

足の基本

1 足の解剖

> **ここがポイント！**
> ▶ 足には個性がある！
> ▶ 二足歩行だからこそ，ヒトの足には特徴がある！
> ▶ 関節の軸を理解しよう！
> ▶ 筋の走行を理解しよう！

1 まずは足を見てみよう

　まずは，足を見てみよう．足は顔と同じくらい，一人ひとり，外観が違うはずである．たとえば，母趾が一番長く，その他の足趾（lesser toes）が，配列の順に短くなっている足がある．このような足はエジプト型といわれる（図1a）．一方，第2趾が一番長く突出しているような足をギリシャ型といい（図1b），突出している趾がなく，母趾から足趾の先端を結ぶとなだらかな曲線になるような足はポリネシア型（スクエア型）といわれている（図1c）．これらは，エジプト人やギリシャ人の特徴を表しているのではなく，エジプトの壁画には母趾が長く描かれた足が多く，ギリシャの壁画には第2趾が長く描かれた足が多いということに由来する．

　また，このような先天的な「骨の長さ」という理由だけではなく，足はさまざまな形を呈する．それは，足は二次元構造ではなく，三次元構造であり，多くの骨によって構成されるため，骨の配列によっても形を変えるからである．

2 解剖　〜骨〜

　足の骨は図のように26個（種子骨を入れると28個）の骨から構成されている（図2）[1]．踵骨，距骨からなる部分を後足部という．舟状骨，立方骨，内側〜外側楔状骨を中足部，その遠位の中足骨，基節骨，中節骨，末節骨を前足部という．

　後足部と中足部の関節をショパール（Chopart）関節（横足根関節）といい，中足部と前足部の関節をリスフラン（Lisfranc）関節（足根中足関節）という[1]．

14

1 足の解剖

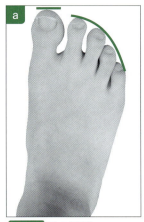 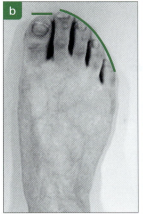 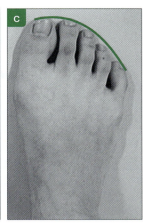

図1 足の外観
a：エジプト型：母趾が他の足趾よりも突出している．
b：ギリシャ型：第2趾が母趾よりも長く突出している．
c：ポリネシア型：足趾の先端がなだらかな曲線となっている．

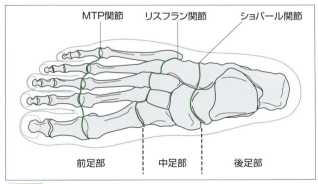

図2 足部の骨
足の骨は26個の骨から構成され，後足部，中足部，前足部に分けられる．
（文献1より）

　それぞれの骨の特徴については解剖の成書に譲るが，これらの骨の配列は，二足歩行を行うヒトと，二足歩行を行わないマントヒヒなどとでは決定的に異なる（図3）．マントヒヒの足にはアーチがなく，平坦な構造であるのに対し，ヒトの足はアーチのある構造になっている．これは二足歩行を行うがゆえの構造であり，建築用語ではトラス構造と呼ばれる．これは，足にかかる力を受け止め，構造的に剛性を高

15

第2章　足の基本

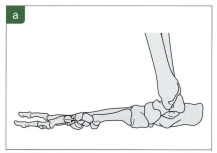 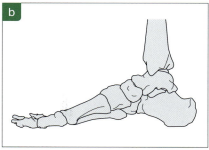

図3　二足歩行がアーチを作る
a：マントヒヒの足部骨格：二足歩行を行わないマントヒヒの足部にはアーチがない.
b：ヒトの足部骨格：アーチが存在する.

めることのできる構造である．その証拠に，足部の骨梁構造を見ると，どのように力がかかっているのかということがよくわかる（図4）[1]．アーチ構造については，次の項「足の運動学」（p23）で詳しく解説してあるが，二足歩行を行うヒトにとって，足は唯一地面に接する部位であり，ここは地面からの衝撃吸収と，蹴り出す際の力の伝達という，相反する機能をもち併せている．したがって歩行を始める前の乳児にはアーチはない．「二足歩行」を行うことによって，このような構造ができあがるのである．

3　解剖　〜関節〜

ここでは足の解剖を関節の視点から解説する．

1　距腿関節

いわゆる足関節といわれる関節で，脛骨と腓骨，そして距骨から構成されている（図5）[1]．脛骨と腓骨でつくられる「ほぞ穴（mortis）」に，距骨滑車がはまり込んでいる．距骨滑車の形状は，前方が大きく後方が小さい台形を呈しているため，背屈時に最も安定する（図6）[2]．

外果が内果よりも下方かつ後方に位置するため，距腿関節の運動軸は，外果から上方かつ前方へ向かう（図7a）[2]．臨床的には，外果の先端からやや上方に向かって，内果の先端を結んだ線といわれている（図7b）[2]．

このため，この運動軸に対して，距骨滑車がしっかりとかみ合った状態で運動できるかどうかは，距腿関節の安定性には大変重要である．

安定性を保つためには，非収縮組織（inert tissue）と収縮組織（contractile tissue）による制御が必要である．inert tissueである靱帯は外側には前距腓靱帯，後距腓

1 足の解剖

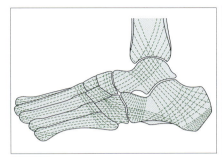

図4 骨梁
骨梁のアライメントは，足部の応力分布を推し量ることができる．
（文献1より）

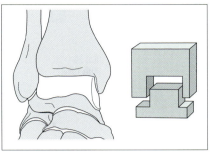

図5 距腿関節
距腿関節は脛骨と腓骨からなるほぞ穴に距骨滑車がはまり込むことによって構成されている．
（文献1より）

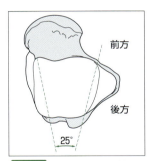

図6 距骨滑車の形状
距骨滑車は前方が広い台形の形をしているため，背屈時に最も安定する．
（文献2より）

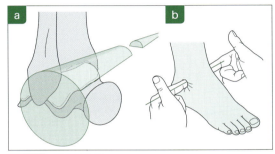

図7 距腿関節軸
a：距腿関節の運動軸は，外果から上方かつ前方へ向かう．
b：臨床的な距腿関節軸のみかた．
（文献2より）

靱帯，踵腓靱帯，内側には三角靱帯がある（図8）[1]．

2 距骨下関節

　距骨下関節は，距骨と踵骨の間の関節であり，前・中・後の3つの関節面からなる（図9）[3]．後関節面は踵骨側が凸なのに対して，前・中関節は踵骨側が凹面になっているため，回内外の動きに伴う関節面の動きは，凸面と凹面で異なる動きとなる．
　距骨下関節の運動軸は矢状面上では42°，水平面上では16°傾いており（図10）[4]，回内の場合は背屈・外がえしと外転，回外の場合は底屈・内がえしと内転を伴う．この距骨下関節が，どのようなポジションにあるかということは，足部全体の剛性

17

第2章　足の基本

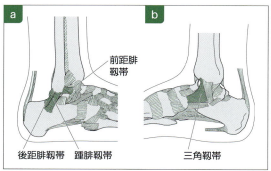 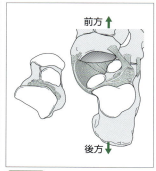

図8 距腿関節の靱帯

a：外側は前距腓靱帯，後距腓靱帯，踵腓靱帯がある．
b：内側は三角靱帯がある．
（文献1より）

図9 距骨下関節の関節面

後関節面は踵骨側が凸なのに対して，前・中関節は踵骨側が凹面になっている．
（文献3より）

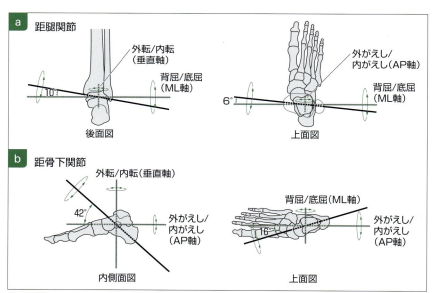

図10 距腿関節軸と距骨下関節

距骨下関節の運動軸は，矢状面上では42°，水平面上では16°傾いている．
（文献4より）

1 足の解剖

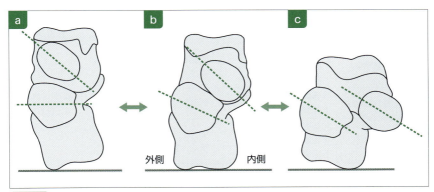

外側　　内側

図11 距骨下関節の動き
距骨下関節が回外位にある時(a)は，運動軸が交差するため，ショパール関節の運動は少なくなる．逆に，距骨下関節が回内位を取る時(c)は，2つの軸が平行になるため，動きやすくなる．このことは，足の剛性に影響を与える因子となる．
（文献5より）

にも影響を与える．

3 ショパール (Chopart) 関節

距舟関節と踵立方関節から構成されている．2つの関節が，それぞれ運動軸を有することから，距骨下関節がどのような肢位にあるかによって，動きやすさは異なる（図11）[5]．距骨下関節が回外位にある時は，運動軸が交差するため，ショパール関節の運動は少なくなる．逆に，距骨下関節が回内位をとる時は，2つの軸が平行になるため，動きやすくなる．このことは，足の剛性に影響を与える因子となる．

4 中足趾節 (MTP) 関節

中足趾節（metatarsophalangeal：MTP）関節は楕円関節であり，自由度は2である．主たる運動は背屈，底屈であり，外転・内転運動は水平面で起こる．

MTP関節の伸展は，足底腱膜の緊張を増加させ，ウィンドラス機構により足の剛性を保つため，MTP伸展は非常に重要な動きである．本書では，この作用については別項第2章-2「足の運動学」（ウィンドラス効果，p30）を設けて詳しく解説するが，靴との関係をみた時，靴のボール部とMTP関節の位置がずれていると，きれいなMTP関節伸展は行われない．また，靴の中で足趾が屈曲している状態でも，MTP関節の伸展は起こらず，足の剛性を高めることができない．大きめの靴を履いている人は，靴の中で足が滑るために，足趾で踏ん張り，常に足趾を屈曲させている傾向にある．

第2章　足の基本

表1　足関節軸を通過する外在筋

区画	筋　名	起　始	付　着	神経支配
前方区画	前脛骨筋	脛骨外側面上部2/3 下腿骨間膜 下腿筋膜の最上部	内側楔状骨内側面・足底面 第1中足骨底の内側面	深腓骨神経 (L4,L5,S1)
	長母趾伸筋	腓骨内側面中央1/3 下腿骨間膜	母趾趾背腱膜と末節骨底	
	長趾伸筋	脛骨外側顆 腓骨頭，腓骨前縁 下腿骨間膜	第2〜5趾の趾背腱膜 第2〜5趾の末節骨底	
外側区画	短腓骨筋	腓骨外側面下部1/2	第5中足骨粗面	浅腓骨神経 (L5,S1)
	長腓骨筋	腓骨頭 腓骨外側面上部2/3	内側楔状骨の足底面 第1中足骨底	
後方区画（浅層）	ヒラメ筋	腓骨頭と腓骨頸の後面 脛骨ヒラメ筋線 ヒラメ筋腱弓	アキレス腱を介し踵骨隆起	脛骨神経 (S1,S2)
	腓腹筋	内側頭：大腿骨内側上顆 外側頭：大腿骨外側上顆		
後方区画（深層）	後脛骨筋	下腿骨間膜 脛骨と腓骨の隣接面	舟状骨粗面 内側・中間・外側楔状骨 第2〜4中足骨底	脛骨神経 (L4,L5,S1,S2)
	長趾屈筋	脛骨後面中央1/3	第2〜5末節骨底	
	長母趾屈筋	腓骨後面下部2/3 下腿骨間膜の腓骨側	母趾末節骨底	

（文献3より）

4　解剖　〜筋〜

　足部に関与する筋は，下腿に起始部をもち，足部に停止する外在筋と，足部に起始と停止をもつ固有筋に分けられるが，長い外在筋の方が，牽引力も大きく重要な役割をもつ．ここでは代表的な外在筋について解説する.

　外在筋は4つの区画（コンパートメント）に分けられる．それぞれの起始・停止，神経支配を表1[3]に示す.

　これらの筋の作用について，足の外在筋は足関節をまたいで走行している．この筋の走行，足の運動軸に対して筋がどこを通っているかを理解することは，足関節の運動を理解するうえで重要である（図12）[4]．すなわち，距腿関節軸の前方を通る筋は背屈し，後方を通る筋は底屈する．また距骨下関節軸の内側を通る筋が作用すると内がえしが起こり，逆に外側を通る筋は外がえしさせる．実際に筋が働く際

20

1 足の解剖

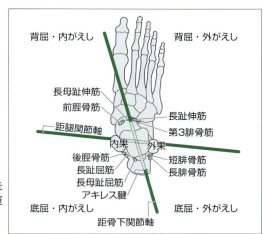

図12 運動軸と外在筋の走行
筋が足の運動軸に対してどこを走行しているかによって足関節の運動が決定される.
(文献4より)

表2 足部運動の運動軸・面における運動

運動軸・ 運動面	左右軸・矢状面	垂直軸・水平面	前後軸・前額面	複合軸
2022年以前	底屈・背屈 plantar flexion/ dorsiflexion	内転・外転 adduction/ abduction	回内・回外 pronation/ supination	内がえし・外がえし inversion/ eversion
2022年以降	底屈・背屈 plantar flexion/ dorsiflexion	内転・外転 adduction/ abduction	内がえし・外がえし inversion/ eversion	回内・回外 pronation/ supination

(文献6を基に作表)

には,これらの組み合わせによって動きが起こるのである.

> **MEMO**
>
> **2022年,足部の運動の記載方法が変わった!**
> 2022年,日本リハビリテーション医学会,日本整形外科学会,日本足の外科学会から「関節可動域表示ならびに測定法」が修正され,従来用いられてきた複合運動としての「内がえし・外がえし」は「回外・回内」に統一され,前額面上の運動として用いられてきた「回外・回内」運動は「内がえし・外がえし」に統一された (表2)[6].

21

第2章　足の基本

5 足部を安定させる筋

　足関節を安定させるための構造として，inert tissue である靱帯についてはすでに述べた．しかしながら，足関節を安定させるためには，inert tissue だけでは不十分であり，contractile tissue によるコントロールが不可欠である．

　長腓骨筋と後脛骨筋は，それぞれ足関節の外側と内側を走行しており，長腓骨筋は外側から第1，2中足骨底へ，後脛骨筋は内側から舟状骨，第2，3楔状骨，立方骨，第2，3中足骨底へと停止する．この2つの筋は，足関節を内外側から足部を包み込むように走行しているため，足部の安定化に寄与する．このことを川野[7]はクロスサポートメカニズムと呼んでいる．逆に，長母趾屈筋や長趾屈筋のような足趾を屈曲しつつ足関節内側を走行する筋が過剰に働くと，足部は回外するため，距骨が関節のほぞ穴に対してしっかりとかみ合った肢位にならず，足関節の安定性を欠く（第2章-3「足の評価」の図25（p47））．したがって，足を他動的に評価するだけでなく，その運動がどのように行われるかをみることが必要である．

筆者からのメッセージ

足は，その構造と機能がゆえに，一人ひとりに個性がある．基本をしっかりと押さえたうえで評価し，その個々人に合った治療プログラムを構築しなければならない．

▶**文献**

1) 熊井 司：1章 構造と機能 生体力学．最新整形外科学大系 18 下腿・足関節・足部，越智隆弘総編，越智光夫ほか編，中山書店，東京，7-19，2007

2) 高倉義典：1章 構造と機能 運動学．最新整形外科学大系 18 下腿・足関節・足部，越智隆弘総編，越智光夫ほか編，中山書店，東京，2-6，2007

3) Schünke M, et al：下肢 骨，関節，靱帯．プロメテウス 解剖学アトラス 解剖学総論／運動器系，坂井建雄ほか監訳，医学書院，東京，360-418，2007

4) Neumann DA：第14章 足関節と足部．筋骨格のキネシオロジー，原著第3版，嶋田智明ほか監訳，医歯薬出版，東京，651-700，2018

5) Seibel MO：Chapter12 正常な横足根関節 機能と計測．Foot Function，黒木良克ほか監，入谷 誠訳，ダイナゲイト，東京，131，1996

6) 日本リハビリテーション医学会：関節可動域表示ならびに測定法改訂について（2022年4月改訂）．Jpn J Rehabil Med 58：1188-1200，2021

7) 川野哲英：運動および動作時の姿勢とアライメント変化．ファンクショナルエクササイズ，ブックハウス・エイチディ，東京，184-202，2004

（坂口　顕）

2 足の運動学

ここがポイント！

▶ 足の関節運動を理解しよう！
▶ 歩行から見た足の動きを理解しよう！
▶ 足のアーチ構造を理解しよう！
▶ ウィンドラス機構の構造と機能を理解しよう！

1 足の関節運動の特徴

　足と手は，足根骨や手根骨，中足骨や中手骨といった構成が似ている．しかしながら，手は「つまむ・つかむ」といった動きが見た目にわかりやすいのに比べ，足の動きは関節運動として捉え難いといえる．

　足の動きは巧緻性よりも巧みな荷重を担っているが，その動きは手指のようなわかりやすい動きではなく，足関節底屈・背屈運動を除き小さく複合的であるためわかりにくい．そこで巧みな荷重を生じさせている足の運動を，いわゆる足関節として含まれる距腿関節（talocrural joint）と距骨下関節（subtalar joint），そして横足根関節（transverse tarsal joint ＝ ショパール（Chopart）関節）を中心に解説したい（p15，図2）．なお，より遠位に位置する足根骨や中足骨による運動学的役割はp28以降に述べる **3 足アーチの運動学** で確認されたい．

1 距腿関節の運動学

　一般に足関節といわれる部分で，脛骨と腓骨で形成された凹状の関節面と凸状の距骨滑車の関節面が適合し，シンプルな自由度1（背屈・底屈）の距腿関節となる．前述されている（p17，図7）ように，距骨滑車は前方の幅が広く後方が狭い形をしているため，いわゆる関節のしまりは底屈位で緩くなり，背屈位で強くなる．なお目に見える運動としての可動域はそれぞれ背屈20〜30°，底屈40〜50°とされており，大きな差がある（図1）．また距骨滑車の回転軸は1軸で距骨滑車内側の曲率の違いにより，背屈で内側上がり，底屈で内側下がり[1]となるが，目視ではその差異はわずかである．

第2章　足の基本

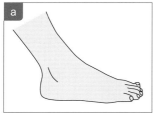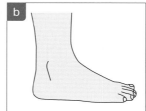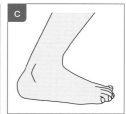

図1　足関節底背屈位
a：底屈位，b：中間位，c：背屈位．

2 距骨下関節の運動学

　距骨下関節は後足部である距骨の下面と踵骨の上面による前関節，中関節（載距突起部），後関節で構成されている（p18，図9）．これらの関節は複合的な動きを生み出し，前額面と水平面での内がえしと外転および外がえしと内転が可能となる．他の関節には存在しない足部特有の動きである内がえし・外がえしは目視としての可動範囲が大きいが，距骨下関節としての貢献は全体の半分以下であり，前足部の回内と回外がそれぞれ合わさる形で大きな動きを生んでいるため，「距骨下関節＝足関節の内がえし・外がえし」の誤解には注意が必要である（図2）．距骨に対する踵骨の運動軸（p18，図10）は，距骨頸部の運動中心と踵骨後方小関節の運動中心を結ぶ線によって起こる．つまり前額面上とも水平面上とも表現しがたい「ねじれ」の位置にあり，これが距骨下関節の回内・回外の動きを難解にしている一因でもある．特に荷重下における複合的な動きは重要であるため表1で整理してほしい[2]．なお距骨下関節の回内（回外）によって脛骨の内旋（外旋）が生じるリンク機構については，前述の「ねじれ」位置にある運動軸を螺旋（らせん）関節として見るとわかりやすい（図3）．

3 横足根（ショパール）関節の運動学

　中足部と後足部を分ける距舟関節と踵立方関節により構成されている．これらの関節は後足部に対して中足部の回内と回外を生み出しており，他動的な動きでは柔軟性を示し，歩行時の多種多様な路面条件に対してうまく足底接地を適合させている．

2 歩行と足の運動学

　歩行の運動学では多くの専門用語が存在する．最も重要な用語が歩行周期，すなわち歩行動作の時系列を意味する用語である．歩行は一側の足が接地してから再び同側の足が接地する周期性のある運動であり，その周期運動を0％から100％に時

2 足の運動学

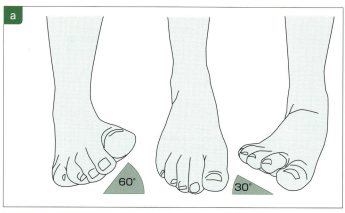

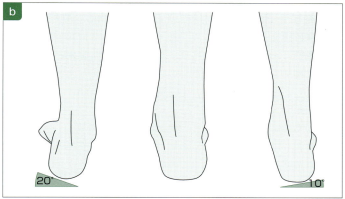

図2 内がえし・外がえし（右足の場合）
a：足関節全体の内がえし＝約60°，外がえし＝約30°．
b：距骨下関節の内がえし＝約20°，外がえし＝約10°．

表1 距骨下関節の回内・回外の構成要素

	非荷重	荷重
回外	踵骨の内反 踵骨内転 踵骨底屈	踵骨の内反 距骨の外転または外旋 距骨背屈 下腿の外旋
回内	踵骨の外反 踵骨の外転 踵骨の背屈	踵骨の外反 距骨の内転又は内旋 距骨底屈 下腿の内旋

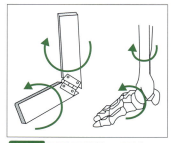

図3 距骨下関節の回外と下腿の外旋（螺旋関節）

25

第2章 足の基本

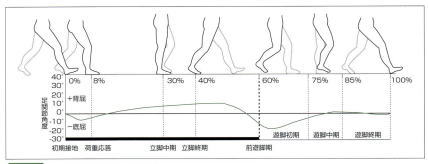

図4 歩行周期と足関節角度

間で分化したものが歩行周期（gait cycle）とされている（図4）．最も単純な分類は対象とする足が接地しているか，否かによる2分類である立脚期と遊脚期である．そしてさらに立脚期を5分類したもの，および遊脚期を3分類したものが下記である．この歩行周期において足の機能に着目する場合，特に重要となるのは身体の荷重および推進に関係する立脚期である．

1 立脚期

1) 0%「初期接地」

踵が地面につく瞬間で，別称として「踵接地」と表記される．

この時の身体重心は最も低い位置にあり，足関節は背屈筋の等尺性収縮によって中間位に保たれ踵接地を成立させる．この後，次の荷重応答に対応するため背屈筋の遠心性収縮により底屈が生じる．

2) 8%「荷重応答」

足底全面が接地する瞬間で，対側の足が地面から離れる直前でもある．別称として「足底接地」と表記される．

この時は身体荷重量が一側に増え続ける状況にあり，衝撃吸収としての役割が大きい．足底接地の底屈位から身体が前方に移行するにしたがって背屈が生じる．初期接地から荷重応答においては荷重の滑らかな受け継ぎが重要であり，その動きがロッキングチェアの重心移行に似ていることから，この時の踵接地部の転がりをヒールロッカー機能と呼んでいる[3]．

3) 30%「立脚中期」

体重心が足の直上を通過する瞬間で，対側の足が地面から離れる瞬間でもある．

この時は反対側下肢が遊脚期にあり片脚で安定した前方重心移動が求められ，下腿がほぼ垂直位になり背屈に近づくタイミングは底屈筋の遠心性収縮により制御されており，この動きはアンクルロッカー機能と呼ばれている[3]．

4）40%「立脚終期」

踵が地面から離れる瞬間で，別称として「踵離地」と表記される．

踵離地前半で背屈が 10° まで続いた後，底屈筋は下肢の前方運動を制御するため遠心性収縮から求心性収縮に切り替わる．この時の強い求心性収縮（立脚中期の約3倍）が身体前進移動のための底屈運動となる．この底屈運動では接地面に対し中足骨頭を支点としたとした転がり運動が生じており，これがフォアフットロッカー機能と呼ばれている [3]．

5）60%「前遊脚期」

足趾が地面から離れる瞬間で，別称として「足趾離地」と表記される．

立脚相最後のタイミングであり，身体前進移動のための底屈筋による求心性収縮で底屈運動が 15° まで行われ，股関節の伸筋と共同しプッシュオフを完了させる．なお，この瞬間は足趾の過伸展が必要となる．

2 遊脚期

1）〜 75%「遊脚初期」

前遊脚期から遊脚中期まで．

足部が床に接触しないために，底屈位にある足関節が求心性収縮により背屈し始める．

2）75 〜 85%「遊脚中期」

遊脚足が立脚足を通過する瞬間．

背屈筋による等尺性収縮で底背屈 0° を維持する．

3）〜 100%「遊脚終期」

遊脚終期から初期接地まで．

等尺性収縮で底背屈 0° を維持したまま，初期地期の準備とする．

本項では歩行周期における足関節および矢状面の動きのみにとどめているが，転倒因子であるつま先の引っ掛かりなど足関節のみに起因するものではなく，また前額面視点での体幹や骨盤の左右傾斜，および水平面視点での骨盤回旋も，歩行にとっては身体動揺を最小限（重心の上下移動が 4cm 以内，側方移動にいたってはわずか 2cm 以内）にする動きが含まれているため，是非，詳細は専門書 [4] で確認していただきたい．また歩行周期の別称については従来使われてきたものを紹介しており，どちらが正しいというものではなく，正常歩行を想定した場合は別称を用いた方が理解しやすい．なお前遊脚期から遊脚中期については書籍によりその定義が少し異なることがあるので注意されたい．

第2章 足の基本

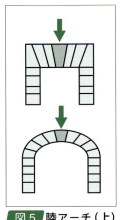

図5 陸アーチ（上）と楕円アーチ（下）

矢印が楔石．

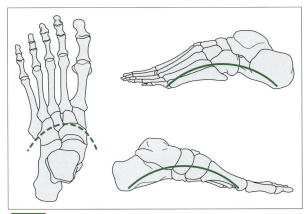

図6 縦アーチ（実線）と横アーチ（破線）

3 足アーチの運動学

1 足のアーチ構造

　二足歩行に関するあらゆる書籍の巻頭には，進化の過程で得た脳の強大化に伴う直立姿勢についての記述が多くみられる．この直立姿勢からの歩行は人間特有の移動方法であり，特に足部におけるいわゆる土踏まず，すなわちアーチ構造が重要な役割を担っていると記されていることが多い[5]．ここで述べるアーチ（arch）について定義を確認すると「弓形に積み上げられた石や煉瓦などによって上部の荷重を支える構造」[6]とされている（図5）．この定義にある石や煉瓦が足部の骨に該当することになる．

　足部のアーチ構造は大きく3種類存在しており，中足部である舟状骨付近を頂点として横1本と縦2本のアーチがある（図6）．横のアーチは第1から第5までの中足骨と3つの楔状骨（舟状骨と立方骨を含む場合もある）で構成されている．当然ここでいう中足骨とは足根骨部を意味しているが，第1～第5中足骨頭部の連結を横アーチと呼ぶことも多い．しかし，その場合は通常，中足骨頭部の連結は前述したアーチの定義とは異なり，骨同士が接しているわけではないので，中足骨頭部での横アーチはアーチの土台である足幅が広がってもアーチ高はわずかに低下するものの，楔状骨レベルでのアーチ崩れと同様には低下しないことに注意する必要がある．

28

2 足の運動学

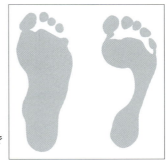

図7 フットプリント
左側は扁平足の特徴を示しているが，X線上の評価では足アーチは正常である．

　一方，縦のアーチには内側アーチと外側アーチがあり，両方とも踵骨結節を起点とし，内側アーチは距骨・舟状骨（アーチ構造の楔石に該当する）・内側楔状骨・第1中足骨にかけて形成しており，外側アーチは立方骨（同楔石）・第5中足骨にかけて形成されている．なお，足底部に見られる特徴的な凹みである「土踏まず」を形成しているのが内側アーチである．ちなみにこれらのアーチの平坦化により生じるとされているのが扁平足である．よって，一般にフットプリント（図7）で扁平足を判断することがあるが，前述した骨の位置関係が把握できない評価方法においてはあくまで目安程度でしかない[7]ことを認識する必要がある．

　なお，発達の視点で見た足アーチの形成については諸説あるが，Gouldら[8]によると月齢11～14ヵ月の乳児では足アーチは形成されておらず，5歳児でほとんどの大人と変わらない足アーチが形成されると報告している．

2 足アーチの運動学的特徴

　足アーチの機能的役割は静止起立に際し負荷される全体重の荷重を分散し，足底軟部に対し除圧することがあげられる．また，歩行に際しスプリングの役目を果たしており，衝撃吸収に作用するだけでなく，足部の曲げモーメントを減少させ歩行をスムーズにするとともに，蹴り出しを強化している．この強度と柔軟性を維持しているのは骨・関節・靭帯などの構築学的な因子に加えて，下腿と足部の筋群の筋活動ならびに足部や足趾の肢位といった機能的因子が関与しているからである．

　足部の動態にかかわる筋には内在筋と外在筋がある．一般的に内側縦アーチを形成する因子としては，主に長母趾屈筋，長腓骨筋，後脛骨筋，長母趾外転筋などが，そして横アーチでは主に長腓骨筋，後脛骨筋などの外在筋の影響が大きいとされている．前述したアーチにかかわる筋に限らず足部動態にかかわる筋の特徴として，骨間筋など一部の小さな筋を除いてほとんどが2関節以上をまたいだ起始停止をもつ筋であるため，その作用は複合的なものになることが多い．特に外在筋においては停止腱が長いため，その走行についても熟知しておく必要があるだろう．縦アー

第2章　足の基本

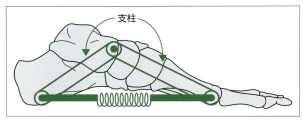

図8 タイロッド（tie-rod）作用

チについては矢状面から見て，足底の前後に走行する足底腱膜の存在と，舟状骨と内側楔状骨を引き上げる後脛骨筋と，第1中足骨底を引き上げる長腓骨筋などの位置関係からその作用は想像しやすい．一方，横アーチについては内果を通る後脛骨筋と外果を通る長腓骨筋の腱が足底部で交差し，横アーチの内外側端を引き締めるように作用している．これら足部外在筋の徒手筋力テスト（manual muscle testing：MMT）では，それぞれ足の「内がえし」「外がえし」という運動方向に着目しがちであるが，足アーチの形成についても「アーチを上げる」「アーチを下げる」という重要な動態があるため，足部障害を診る場合は注意が必要である．

3 タイロッド作用とウィンドラス効果

1）タイロッド作用

通常，立位姿勢にて下腿からの荷重をすべて受ける距骨は下方に押し下げられ，その下方部を形成する足アーチは平坦化する．しかし，このアーチの下降は，筋の活動を伴うことなくタイロッド（tie-rod）作用にて最小限に食い止められている[9]．これは縦アーチの第1中足骨−内側楔状骨−舟状骨を前方支柱，踵骨−距骨を後方支柱とし，足底部の足底腱膜を強い弾性のあるタイロッドとする考えである（図8）．この三角形の関係において両支柱からの荷重を底辺であるタイロッドが吸収することで，足部の筋活動を必要としない安楽な立位を維持することができる．当然ながら足部の結合組織が過度に伸張されるような大きな負荷が足部に加わる時は内在筋を中心とした筋活動が必要となるが，Basmajianらの報告[10]によると約180kg以上の負荷が加わって初めて足部の有意な筋活動を認めたとしており，このタイロッド作用の効率性がうかがえる．

2）ウィンドラス効果

対照的に動的な荷重の連続となる歩行時においてはウィンドラス効果（windlass effect）が重要な役割を担っている．ウィンドラス効果とは，中足趾節（metatarsophalangeal：MTP）関節が背屈すると足底腱膜が緊張し，内側縦アーチが増加する現象のことである．ウィンドラスとは「巻き上げ機」を意味しており，これは動力クランクによっ

2 足の運動学

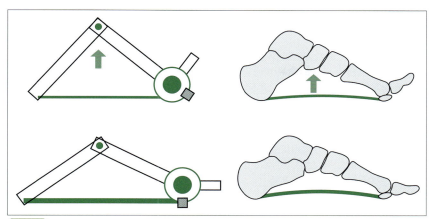

図9 ウィンドラス効果(windlass effect)

て駆動されるドラム周りにロープを巻き付け,そのロープを引き上げることでモノの上げ・下ろし,引っ張り作業を行う機器のことである.ここでいうウィンドラス効果とは,中足趾節関節がドラムに該当し,足底腱膜がロープに該当する構成において,足趾の背屈によるMTP関節伸展が足趾に付着する足底腱膜を緊張させ,結果的にアーチを高める効果となることである(図9).

なお,扁平足に対する代表的な運動療法の一つとして爪先立ち運動があるが,これはウィンドラス効果に筋作用を加えたものである.その爪先立ちに似た運動が必要となる歩行周期の後半において,身体を前進させる踏切力を効率よく前足部に伝えるために足アーチは堅固になる必要がある.すなわち下腿三頭筋による踵骨の持ち上げ(足関節底屈)に伴い足底荷重が中足骨頭部に移動する際,過伸展されたMTP関節(ドラム)が足底腱膜(ロープ)を巻き上げるように作用することで,足アーチが固くなる.また,静的な立位姿勢と異なり歩行・走行など動的な場面では,足部内在筋による補助作用の役割も大きくなるので注意が必要である.

31

第2章　足の基本

筆者からのメッセージ

以前は確認できなかった小さな足根骨の動きや足部独特の複合運動などについては日々新しい知見が報告されている．Okamura ら[11]は足部内在筋を電気刺激することで，足部内在筋強化がアーチ高に与える影響を三次元動作解析によりシミュレートし，足部内在筋には歩行におけるアーチ高の低下にブレーキをかける機能があることを初めて数値で示した．これは足底腱膜への伸長ストレスや衝撃の減少につながる可能性も意味しており，運動療法への応用にも期待できる．このように計測技術の発展とともに運動学的知見については今後も新たな発見が期待されており，情報のアップデートをお勧めする．

▶ **文献**

1) Barnett CH, et al：The axis of rotation at the ankle joint in man: its influence upon the form of the talus and the mobility of the fibula. J Anat 86：1-9, 1952

2) Norkin CC, et al：The Ankle-Foot complex Motion. Joint Structure and Function, 2nd ed, F.A.Davis, Philadelphia, 392-393, 1992

3) Kirsten G-N：前方への動きとロッカーファンクション．観察による歩行分析，月城慶一ほか訳，27-30，医学書院，東京，2005

4) Perry J, et al：Basic Functions. Gait analysis, Slack, Thorofare, 40-43, 1992

5) 水野祥太郎：足の進化論－ケニア原人への進化．ヒトの足，創元社，大阪，13-83, 1984

6) 松村 明編：大辞林，第三版，三省堂，東京，1，2006

7) 井口 傑：まず，足の形を見る．足のクリニック，南江堂，東京，38-39，2004

8) Gould N, et al：Development of the child's arch. Foot Ankle 9：241-245, 1989

9) Lapidus PW：Kinesiology and mechanical anatomy of the tarsal joints. Clin Orthop Relat Res 30：20-36, 1963

10) Basmajian JV, et al：The role of muscles in arch support of the foot. J Bone Joint Surg Am 45：1184-1190, 1963

11) Okamura K, et al：The effect of additional activation of the plantar intrinsic foot muscles on foot dynamics during gait. Foot 34：1-5, 2018

（金井秀作）

3 足の評価

ここがポイント！

- ▶ 足の解剖，運動を十分に理解しよう！
- ▶ 荷重した動きのなかでアライメントの変化を捉えよう！
- ▶ アライメントの変化を引き起こしている原因を解剖学・運動学的に解釈しよう！

1 まず，みる（視診）

　足に何らかの症状が認められる場合，症状に関連した特徴的な足の形状，変形などを認めることが多い．したがって，「足」を評価する場合，まず「みる（診る）」ことから始める．

　視診では，足全体の形，外反母趾や内反小趾，鉤爪趾（claw toe）などの足趾の変形，足趾の爪の形状や状態，胼胝の有無，足の各々のアーチの形状をみる．

1 足全体の形状

　足関節・足部には解剖学的にランドマークとなる骨の突起や隆起がたくさんあるので，視診の際，変形のチェックや肢位の異常を把握するのに役立つ（図1）．

　足全体の形状では，足趾を含め足に変形があるかないか，発赤部位がないか，傷がないか，などを確認する．

　骨の突出部に発赤が認められる場合は，靴が当たっていることが多く，舟状骨結節部，踵骨突起部，母趾中足趾節（metatarsophalangeal：MTP）関節部（第1中足骨頭部），小趾MTP関節部（第5中足骨頭部），第5中足骨底部が好発部位である．有痛性外脛骨患者では，舟状骨結節がはっきりと見てわかり，その部分に発赤を認めることが多い．

　また，視診で前足部，中足部，後足部のアライメントをそれぞれ観察することは重要である．リウマチ患者などで強い扁平回内足を呈する場合，踵骨の過回内，舟状骨結節の過剰な突出・降下，前足部の外転を呈することもある（図2）．

第2章 足の基本

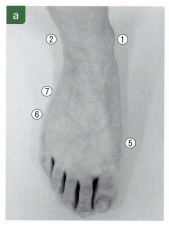
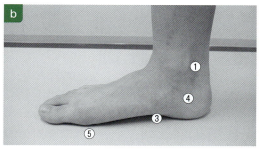

図1 足の骨のランドマーク
①内果，②外果，③舟状骨結節，④載距突起，⑤第1中足骨頭，⑥第5中足骨頭，⑦第5中足骨底．

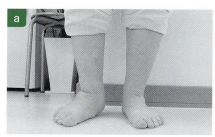
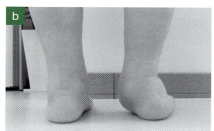
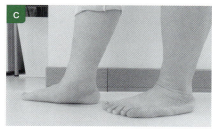

図2 リウマチ患者の足の変形
距骨が脱臼し，扁平回内足となっている（右足）．leg-heel angle が非常に大きくなっている．

2 足趾の変形

　足趾の変形では，外反母趾や内反小趾，鉤爪趾を，臨床上，よく経験する．特に鉤爪趾は，靴の中で足趾を握っている（趾かみをしている）人によくみられ，遠位趾節間（distal interphalangeal：DIP）関節や近位趾節間（proximal interphalangeal：PIP）関節上に，靴と当たっていたために皮膚の色が変色し，胼胝状の跡を認めることがある（図3）．

3 足の評価

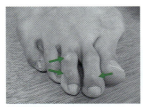

図3 外反母趾患者に認められた足趾背側にできた胼胝状の痕
矢印は胼胝状の痕を指す．

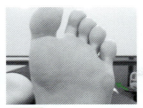

図4 小趾球外側の胼胝
この部分に大きな荷重がかかっているのがわかる．矢印は胼胝を指す．

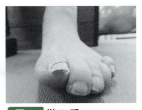

図5 巻き爪
巻き爪に対するワイヤー治療．

（カラー写真 p199）

このほか，「つま先をぶつけた」などで足趾の骨折の既往がある場合に，槌趾やハンマー足趾変形を呈することがある．

3 胼胝の有無

胼胝は皮膚の角質層が肥厚したものであるが，足底などで機械的な圧迫や摩擦が繰り返し加わることにより形成される（図4）．足部の骨のアライメント異常や窮屈な靴の着用，歩容の影響などにより，足の一定部位に荷重が加わることが誘因となる．好発部位は中足骨頭付近，母趾趾節間（interphalangeal：IP）関節周囲，足背などである．

胼胝がある場合，その部分への荷重が大きくなっていることがわかる．

4 足趾の爪の形状や状態

巻き爪（図5）や陥入爪は，母趾で頻発する．小さな靴などを履いて，足趾が靴に当たっていたり，スポーツ活動中のストップ動作を頻繁に繰り返したりすると，爪の状態が変化することがある（図6）．

糖尿病が基礎疾患としてある場合，陥入爪による足趾の傷が元で足部の壊死を引き起こすこともあるので，日々，足の傷の有無を確認するよう指導する．足趾の爪を切る際にも，傷をつくらないよう注意が必要である．また，爪白癬菌症では自覚症状はないものの，爪が厚く重層化して変形する[1]．

5 足部アーチ

足には内側縦アーチ，外側縦アーチ，横アーチがあるが，視診でもアーチの形状を確認する．アーチの形状を確認する際は，荷重位で三次元的に観察する．

横アーチが扁平化している場合は，開張足となる（図7）．母趾外転筋の肥大がある場合は「見かけ上の扁平足」となり，内側縦アーチが扁平化しているように見えるので注意が必要である．

35

第2章 足の基本

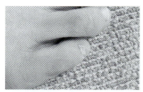

図6 爪の変形
小趾の爪が靴に当たり，変形している．

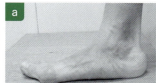

図7 外反母趾を伴う開張足
横アーチは扁平化しており，内側縦アーチも扁平化している．第1中足骨頭部は靴に当たって赤くなっている．

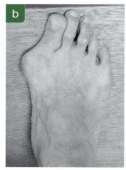

（カラー写真 p199）

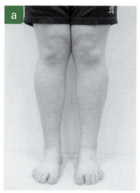
X脚（外反膝）
FTA：165°

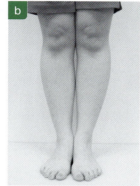
neutral
170°～175°

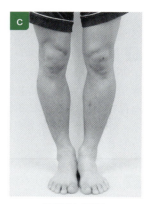
O脚（内反膝）
180°

図8 X脚とO脚
通常，足を揃えて立つと，大腿骨内果，腓腹筋内側，脛骨内果が接する．X脚では足を揃えて立とうとしても脛骨内果が付かない．O脚では足を揃えて立っても大腿骨内果が付かない．脛骨内果または大腿骨内果が何横指離れているかで程度をみる．
FTA：femorotibial angle（大腿脛骨角）．

6 下肢の静的アライメント

　下肢のアライメント不良（malalignment）は，足関節，足部に大きな影響を及ぼすため，立位（荷重位）における下肢の静的アライメントもチェックする．
　特にO脚（内反膝）やX脚（外反膝）（図8），Q角（Q-angle），膝蓋骨の位置や向き（patella alta，patella baja，squinting patella，frog's eye patella），下腿の内捻などをチェックする．

3 足の評価

2 次に，測る（検査・測定）

視診のあと，各種検査・測定を行う．その際，基準を作るために健側から先に検査・測定を行う．

1 関節可動域測定

関節可動域は日本リハビリテーション医学会，日本整形外科学会，日本足の外科学会の方法に準じて，足関節，足部，母趾，足趾の可動域を測定する（表 1）[2]．

> **MEMO**
>
> **足関節の可動域を測定できるアプリ**
> 足関節背屈可動域は，荷重位での下腿前傾角度としても測定できる．近年，iPad や iPhone でも可動域を測定できるアプリが無料で配布されているが，臨床を行いながら，その場で選手や患者にフィードバックできるので便利で使い勝手がよい（図 9）．

👉 ここを見よう！

足関節の底屈は主に距腿関節で起こり，距腿関節の運動軸は前内上方から後外下方に向かっているので，底屈すると回外が起こる．しかし，足関節底屈時に回外のみならず，足部の内転が過度に起こる症例を経験する．

このような症例では，前脛骨筋腱の短縮により，底屈した際，ある角度で底屈運動が止められてしまい，その後，さらに底屈しようとすると前脛骨筋停止部を軸に足部の内転運動が起こっている（図 10）．治療として，前脛骨筋腱へのフリクションマッサージやストレッチを行うと，足部の内転運動が起こらなくなり，足関節底屈角度が増す．

前距腓靱帯損傷などによる足関節外側の不安定性がある場合，非荷重位で足関節背屈運動を行うと足部の内がえしを伴いながら背屈する症例を経験する．このような背屈運動では，距骨の内転・回外が起こっており，背屈時に距腿関節前内側でのインピンジメントが引き起こされることが多い．また，このような症例では腓骨筋群の機能不全により，前脛骨筋優位な足関節背屈運動となっているが，短腓骨筋に対するエクササイズにより，足部外がえし・内がえし中間位での背屈運動が可能になり，足関節背屈筋力も増す．

したがって，非荷重位での足関節背屈では，距骨のアライメントを確認するとともに，前脛骨筋，腓骨筋群の筋機能についても注意を払う必要がある（図 11）．

2 徒手筋力検査

足関節，足部の筋に対する徒手筋力検査は，Kendall の方法[3]に沿って行う．それぞれの筋の付着部を確認し，付着部付近に抵抗を加え，他の筋の代償が入らないように留意する．特に，可動域最終域でその肢位をしっかり保持できるかどうかを確認する（図 12）．

37

第2章　足の基本

表1　関節可動域表示ならびに測定法（2022年4月改訂）

部位名	運動方向	参考可動域角度	基本軸	移動軸	測定肢位および注意点	参考図
足関節・足部 foot and ankle	外転 abduction	0-10	第2中足骨長軸	第2中足骨長軸	膝関節を屈曲位, 足関節を0度で行う.	
	内転 adduction	0-20				
	背屈 dorsiflexion	0-20	矢状面における腓骨軸への垂直線	足底面	膝関節を屈曲位で行う.	
	底屈 plantar flexion	0-45				
	内がえし inversion	0-30	前額面における下腿軸への垂直線	足底面	膝関節を屈曲位, 足関節を0度で行う.	
	外がえし eversion	0-20				
第1趾, 母趾 great toe, big toe	屈曲 (MTP) flexion	0-35	第1中足骨	第1基節骨	以下の第1趾, 母趾, 趾の運動は, 原則として趾の背側に角度計をあてる.	
	伸展 (MTP) extension	0-60				
	屈曲 (IP) flexion	0-60	第1基節骨	第1末節骨		
	伸展 (IP) extension	0				
趾 toe, lesser toe	屈曲 (MTP) flexion	0-35	第2-5中足骨	第2-5基節骨		
	伸展 (MTP) extension	0-40				
	屈曲 (PIP) flexion	0-35	第2-5基節骨	第2-5中節骨		
	伸展 (PIP) extension	0				
	屈曲 (DIP) flexion	0-50	第2-5中節骨	第2-5末節骨		
	伸展 (DIP) extension	0				

［Jpn J Rehabil Med 2021；58：1188-1200］，［日本足の外科学会雑誌 2021，Vol.42：S372-S385］，［日整会誌 2022；96：75-86］

（日本整形外科学会より許諾を得て転載）

3 足の評価

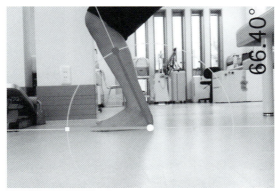

図9 iPhone アプリ「可動域カメラ」を使っての可動域の計測

Ryobi Systems Co., Ltd. より提供されている「可動域カメラ」を用いると，臨床現場で撮った写真から関節可動域を計測でき，その場で患者や選手にフィードバックすることもできる．

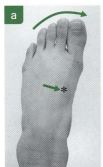 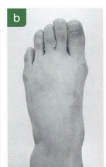 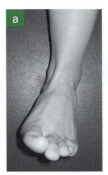 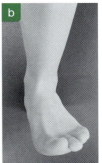

図10 前脛骨筋腱の短縮による足関節最大底屈時の足部内転

a：前脛骨筋腱が短縮している状態で足関節の底屈を行うと，前脛骨筋腱付着部が支点（＊）となり，さらに底屈しようとすると足部内転運動が起こる（矢印）．
b：前脛骨筋腱のストレッチを行った後には，足部を内転せずに足関節を底屈することができる．

図11 非荷重位での距骨内転・回外を伴った足関節背屈

a：距骨が内転・回外しており，足関節背屈に伴い足部にも回外が起こっている．このような場合，腓骨筋群に機能不全が認められ，前脛骨筋が優位に働いていることが多い．
b：距骨を回内・外中間位で背屈すると，足関節背屈に伴う足部の過度な内がえしは起こらない．

39

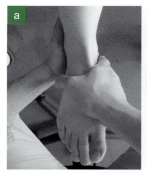
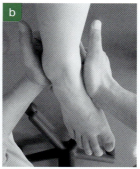
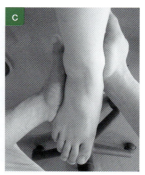
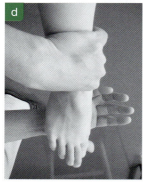

図12 足関節周囲筋に対する徒手筋力検査

足関節周囲筋に対する筋力検査では，まず，作用する動きの最終域まで他動的に持っていき，その肢位を保つよう指示して抵抗を加える．動きの最終域でどれくらい保持できるかをみることが，筋力評価のポイントである．
a：前脛骨筋：できる限り足趾を背屈しないようにしながら，前脛骨筋の付着部，第1中足骨に抵抗を加える．
b：後脛骨筋：前脛骨筋，趾屈筋，母趾屈筋の代償が起こらないように，舟状骨結節周囲に抵抗を加える．
c：短腓骨筋：足関節をやや底屈位とし，足部を外転させるように指示する．この時抵抗は第5中足骨底周囲に加える．趾伸筋での代償が起こらないように注意する．
d：長腓骨筋：足関節を底屈しながら足部を外がえしするよう指示する．この時抵抗は第1中足骨底周囲に加える．抵抗を第1中足骨遠位部に加えると，第1中足骨頭部を落とし込むように外がえし方向の運動が強くなるので注意が必要である．

筋力を数値で表す場合は，ハンドヘルドダイナモメータが有用である．

3 アーチ高

アーチ高の測定にはアーチ高率[4, 5]を用いる．

アーチ高率は，荷重時の足長に占める舟状骨粗面の高さの割合を算出する（図13）．足長の代わりにアーチ長（踵骨後面から第1中足骨頭までの長さ）を用いることもある．

アーチ高率として，足長と舟状骨粗面の高さの比を用いることもある[6]．この場合，0.20を超えるとアーチが高く，0.15以下は扁平足傾向ということができる．

扁平足の程度は，Fessi線（第1中足骨頭の下端と脛骨内果下端とを結んだ線）よりどの程度下方に舟状骨が位置するかで判定する方法もある[7]．

3 足の評価

> **図 13** アーチ高率の求めかた

アーチ高率(%) = (舟状骨高 / アーチ長または足長) × 100
①舟状骨高：床面から舟状骨結節までの高さ．
②アーチ長：踵骨後面から第1中足骨頭までの長さ．
②'足長．

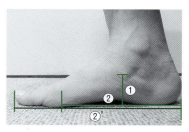

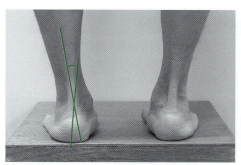

> **図 14** 踵骨長軸の傾き（leg-heel angle）

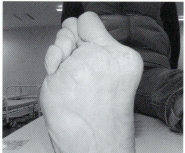

> **図 15** 外反母趾患者の第2，3中足骨頭底面にできた胼胝

4 踵骨長軸の傾き（leg-heel angle）

後方から立位での下腿長軸に対する踵骨長軸の傾き（leg-heel angle）[8]を診る．通常は，下腿長軸に対して踵骨長軸は 5 ～ 10°外反している．この角度が大きい場合を踵外反（距骨下関節の回内），この角度が負になる場合は踵内反（距骨下関節の回外）という（図 14）．

5 外反母趾・内反小趾・開張足

外反母趾は，第1中足骨が第1足根中足関節で内反，基節骨が母趾 MTP 関節で外反・回内し，中足骨頭が内側に突出している変形である．変形が強くなると，第2，3趾 MTP 関節の亜脱臼や脱臼を呈することがあり，この場合，第2，3中足骨頭の底面と趾背に胼胝を形成し疼痛を生じることがある（図 15）．立位時の外反母趾角（母趾の基節骨と第1中足骨の長軸のなす角）は，外反母趾の程度を評価し，正常は 14°であり，30°未満が軽度，30 ～ 39°が中等度，40°以上が重度である．第1中足骨の内反の程度は第1・2中足骨間角（M1M2 角）（第1中足骨の長軸と第2中足骨の長軸のなす角）で評価し，正常は 9°である[9]（図 16）．

内反小趾は小趾 MTP 関節で内反し，第5中足骨頭が外側に突出している変形で

第2章　足の基本

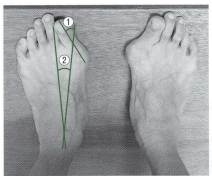

図16 外反母趾角とM1M2角
①外反母趾角，②M1M2角．

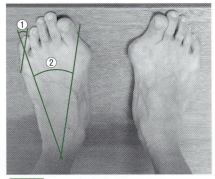

図17 内反小趾角とM1M5角
①内反小趾角，②M1M5角．

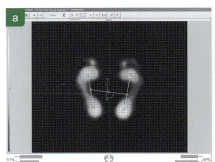

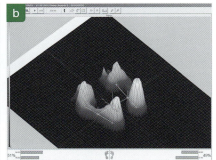

図18 FDMシステム（Zebris社製）による足圧分布測定

（カラー写真p199）

ある．立位時の内反小趾角（第5基節骨と第5中足骨の長軸のなす角）は，内反小趾の程度を評価し，正常は14°以下である．第4・5中足骨間の開大の程度は，第4・5中足骨間角（M4M5角：第4中足骨の長軸と第5中足骨の長軸のなす角）で評価し，正常は6.5〜8°で，内反小趾例では増大している[10]（図17）．

横アーチが扁平化している開張足の程度は，第1・5中足骨間角（M1M5角）（第1中足骨の長軸と第5中足骨の長軸のなす角）で評価し，30°以上はかなりの開張足である[11]（図17）．

6 足圧測定

フットプリントや足圧測定装置を用いることで，足底のどの部分が接地していて，どの部分に圧が集中しているかがわかる（図18）．

3 足の評価

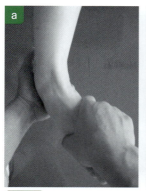 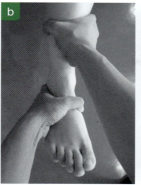 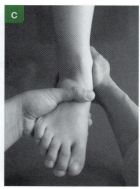

図19 足関節の関節不安定性テスト
a：内反ストレステスト，b：前方引き出しテスト，c：外反ストレステスト．

3 さわってみる（触診）

実際にどこに痛みがあるのか，どの関節に過可動性，可動域制限が認められるのか，触診によって丁寧に調べる．

1 ランドマークと圧痛部位

図1にも示したように，足関節・足部にはランドマークとなる骨の突起や隆起があるので，そのランドマークと筋・腱の走行から，自分が触っているものが何か？を判別することができる．

骨に何らかの病変が認められる場合は，骨の隆起部に圧痛が認められ，腱炎，腱鞘炎では腱に圧痛が認められる．また，捻挫などでは損傷された靱帯部に圧痛が認められることがある．

2 関節不安定性テスト

足関節・足部の関節不安定性テストとして，内反ストレステスト，足関節前方引き出しテスト，外反ストレステストなどを行う（図19）．

> 👉 **ここを見よう！**
>
> 足部外側靱帯損傷の場合，内反ストレステストで過可動性が認められる．しかし，その過可動性が前距腓靱帯の緩みや断裂によって引き起こされているのか，踵腓靱帯の緩みや断裂によって引き起こされているのか，両靱帯に損傷が認められるのか，慎重にかつ丁寧にみる必要がある（図20）．

第2章　足の基本

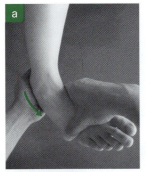 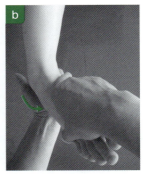

図20　足関節内反ストレステストの注意点
a：前距腓靱帯の走行を意識して，前距腓靱帯を伸張する方向にストレスを加える．距骨を前内方へ引き出しながら，回外するようにストレスを加える．
b：踵腓靱帯の走行を意識して，踵腓靱帯を伸張する方向にストレスを加える．踵骨を距骨下関節で回外するようにストレスを加える．

3　足部各関節の副運動

　足部各関節の副運動は Kaltenborn の方法[12]を参考に行う．それぞれの関節 end feel に注意しながら，各足根骨間の関節，各足根中足関節，MTP 関節などの関節の副運動をみる（図21）．

4　足底腱膜

　荷重時に足部の剛性を高める機構としてウィンドラス機構があるが，これは足趾の使い方，足底腱膜の緊張状態によって変化してくる．特に足底筋膜の緊張が低い場合は，足趾をいくら背屈してもウィンドラス機構は働かない．
　非荷重位で足底腱膜の緊張状態を診ることにより，荷重位でウィンドラス機構が働くかどうか，ある程度予測することができる（図22）．

4　画像をみる（超音波検査）

　近年，超音波画像診断装置が普及し，運動器疾患の評価にも積極的に用いられるようになった．足部の評価では，アキレス腱断裂，前距腓靱帯（anterior talofibular ligament：ATFL）損傷，足底腱膜炎，中足骨疲労骨折などの診断に用いられることが多い（図23）．
　詳細については，運動器超音波検査に関する書籍を参照されたい．

3 足の評価

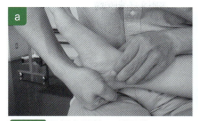
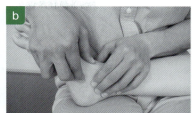
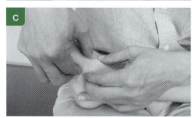
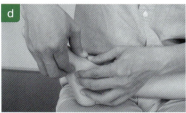
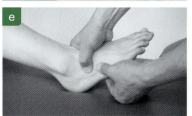

図 21　足部各関節の副運動のみかた

a：距骨下関節：距骨下関節は大きく分けると2つの関節面（解剖学的には3つの関節面）があり，前方，後方で形状が異なっているので副運動（滑り）の方向が逆になる．そのため，距骨下関節の動きは三次元的に捉える必要がある．左手で距骨を固定し，右手で踵骨を把持し動かしている．

b：距舟関節：上下方向の副運動のみならず距舟関節の解離もみる．左手で距骨を固定し，右手で舟状骨を把持し動かしている．

c：楔舟関節：特に舟状骨・内側楔状骨間の解離・回旋をみる．左手で舟状骨を固定し，右手で内側楔状骨を把持し動かしている．

〈足根中足関節：足根骨遠位列と各中足骨底の滑り・回旋をみる〉

d：内側楔状骨・第1中足骨底間：左手で内側楔状骨を固定し，右手で第1中足骨底を把持し動かしている．

e：立方骨・第5中足骨底間：右手で内側楔状骨を固定し，左手で第5中足骨底を把持し動かしている．

5　動きをみる（動作分析）

　急性期を除いて，ほとんどの場合，荷重位の動作や歩行など「荷重」により足関節・足部の症状は引き起こされる．しかし，実際の動作中や歩行中に，症状との関連を探ることは難しい．したがってスクワットやランジ，カーフレイズなど荷重位での動作を用いて，実際の動作や歩行の一部を切り出した形にして動作分析を行う．どのような動作，動的アライメントで症状が再現されるかを確認し，そのアライメン

第2章 足の基本

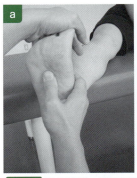 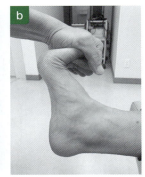 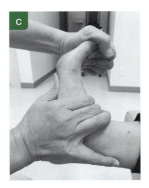

図22 足底腱膜の緊張状態のみかた

ベッドの端から足部を出し，足関節を底背屈中間位とする．一方の手（写真では左手）で足趾を他動的に背屈させ，もう一方の母指で足底筋膜の緊張状態をみる．
どの足趾へ走行している足底筋膜の緊張が高いかを丁寧にみる（a）．中足骨の中間位を保持せず足趾を背屈すると，中足骨が底屈する（b）ので，中足骨の動きを止めて足趾を背屈する（c）．

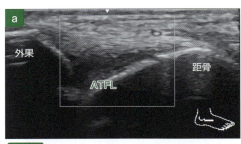 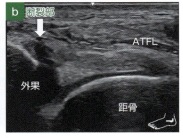

図23 超音波検査による前距腓靱帯の損傷の評価
a：正常な前距腓靱帯（ATFL）．
b：前距腓靱帯（ATFL）単独損傷（16歳，女子バレーボール選手）．
（高倉義幸先生よりご提供）

ト変化がどのように引き起こされるのか，そのアライメント変化を引き起こす原因が何なのか，視診や検査・測定，触診の結果から臨床的推論を試みる．その際，動的アライメントの変化が足部からの上行性運動連鎖によるものか，体幹・股関節に起因する下降性運動連鎖によるものかも見極める必要がある．

　静的アライメントで内側縦アーチが扁平化していても，動的アライメントで変化がほとんどみられなければ，症状を引き起こすことはまれである．しかし，静的アライメントで内側縦アーチが保たれていても，動的にアーチの扁平化が引き起こさ

3 足の評価

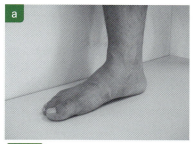 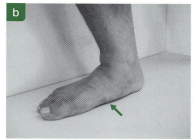

図24 荷重位での下腿前傾に伴う内側縦アーチの扁平化

写真の例では,舟状骨・内側楔状骨間の関節の緩みがあり,第1中足骨も回内している.また,後脛骨筋にも機能不全があり,これらのことが相まって,荷重時に下腿前傾に伴い,内側縦アーチの扁平化(矢印)が起こっている.

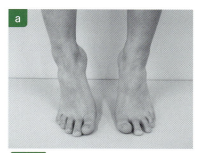 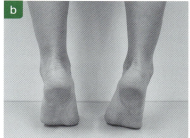

図25 カーフレイズ時の荷重位置の違い(a:正面,b:後面)

左足が母趾球側に荷重し,右足が小趾球側に荷重している.
小趾球側に荷重しているカーフレイズでは,腓骨筋群の機能不全が認められることが多く,踵骨も距骨下関節で回外している.カーフレイズを評価する際は,足趾の使い方にも注目する.

れる場合は,舟状骨結節部の痛みを引き起こしたり,後脛骨筋腱の炎症を引き起こしたりする.この場合も,各種検査・測定結果からアーチの扁平化を引き起こす原因が説明できなければならない(図24).

カーフレイズをみる際には,踵が上がっていくときに荷重線がどのように移動するのか,踵が上がった状態で荷重位置がどの部分にあるのかなどをみる(図25).さらに,足趾の状態(屈曲しているか伸展しているか?)についてもみる.

一方,どのような動的アライメントで症状が軽減するかを確認しておくと,問題点の理解や治療の手がかりを見つけることに役立つ.

第2章　足の基本

筆者からのメッセージ

　足の使い方，足部・足関節の変形や症状は人によってさまざまである．動きのなかで，その人の足の使い方の特徴は足部・足関節の変形や症状と関連しており，検査・測定で得られた結果から説明できなければ，問題点を明らかにすることはできない．

　目の前にある足をよくみて，解剖学的，運動学的に解釈する．このことを常に心がけていただきたい．

　また，足底板や靴を足に合わせるだけでは症状の改善が得られないことも多く，機能的に足を使うためのエクササイズを十分に行う必要がある．

▶文献

1) 井口 傑：2章 診察と診断 問診．最新整形外科学大系 18 下腿・足関節・足部，越智光夫ほか編，中山書店，東京，28-31，2007

2) 日本リハビリテーション医学会：関節可動域表示ならびに測定法改訂について（2022年4月改訂）．Jpn J Rehabil Med 58：1188-1200, 2021

3) Conroy VM, et al：7 lower extremity − section II: Foot and ankle strength and extensibility tests. Kendall's Muscles: Testing and function with posture and pain, 6th ed, Conroy VM, et al eds, Wolters Kluwer, Philadelphia, 324-342, 2024

4) 大久保 衛ほか：メディカルチェックにおける足アーチ高測定方法の検討．臨スポーツ医 6（別冊）：336-339，1989

5) 山本利春：アライメント．測定と評価，ブックハウス HD，東京，82-96, 2001

6) 浦辺幸夫：第3章−5 アライメントの評価と治療．PTマニュアル スポーツ理学療法，奈良 勲監，医歯薬出版，東京，62-63，2006

7) 伊藤浩充：姿勢・アライメントの観察．アスリートのリハビリテーションとリコンディショニング，上巻，福林 徹ほか監，小林寛和編，文光堂，東京，92-97，2010

8) 木下光雄：2章 診察と診断 視診．最新整形外科学大系 18 下腿・足関節・足部，越智光夫ほか編，中山書店，東京，32-36，2007

9) 山本晴康：8章 後天性変形 外反母趾．最新整形外科学大系 18 下腿・足関節・足部，越智光夫ほか編，中山書店，東京，263-269，2007

10) 阪本達哉：内反小趾．図説 足の臨床，改訂3版，高倉義典監，田中康仁ほか編，メジカルビュー社，東京，156-159，2001

11) 南郷明徳：外反母趾．下腿と足の痛み，寺山和雄ほか監，高倉義典編，南江堂，東京，141-150，2001

12) Kaltenborn FM, et al：15 Toes − 18 Leg. Manual Mobilization of the Joints, Volume I The Extremities, 5th ed, OPTP, Minneapolis, 183-236, 1999

（川口浩太郎）

4 足の変形と疾患

ここがポイント！
- ▶ 足の変形を理解しよう！
- ▶ 靴と関連深い足の疾患を知っておこう！
- ▶ 足の疾患の発生要因を理解し，症状と関連付けて考えよう！
- ▶ 足をみたら靴を見よう！

1 代表的な足の変形

代表的な足部の変形を表1[1]に示す．

2 外反母趾

1 概説

外反母趾（図1）は，母趾MTP関節で基節骨が外反した変形である．さらに基節骨が中足骨に対して回内し，第1中足骨頭が内側に突出し，その部の軟部組織の肥厚（バニオン）がみられ，さまざまな痛みを伴う疾患である．

わが国で行われた地域住民に対する複数の調査（被験者数217〜1,248名，いずれも平均65歳以上）の結果では，発生頻度に関しては28.8〜38.7％，男性では11.6〜22.4％，女性では35.2〜43.8％と報告されており[2]，女性に多い疾患といえる．

2 発生要因

家族内の発生頻度が高いことより，遺伝的要因があるとされており，足の形態・関節の形状・靱帯の柔軟性など外反母趾をきたしやすい解剖学的および形態学的特性が遺伝することが指摘されているが，遺伝の詳細は明らかになっていない[2]．

外反母趾の成因に関係する病態として，母趾MTP関節部での外反と内側支持機構の弛緩・第1中足骨の内反・扁平足・開張足・母趾の回内・母趾種子骨の外側偏位などがあげられ，これらが相互に影響し合っているとされている[3]．

第2章 足の基本

表1 代表的な足部の変形

足関節・後足部の変形	
尖足（pes equinus）	足関節の底屈位の変形
踵足（pes calcaneus）	足関節の背屈位の変形
内反足（pes varus）	踵骨が冠状面で内反位となる変形
外反足（pes valgus）	踵骨が冠状面で外反位となる変形
中足部・前足部の変形	
扁平足（pes planus, flat foot）	踵骨から第1中足骨にかけての縦アーチ（土踏まずの部分のアーチ）が低い変形
凹足（pes cavus, pes excavatus）	踵骨から第1中足骨にかけての縦アーチが高い変形
内転足（pes adductus）	前足部が，水平面で内転位（内側に向かう）の変形
外転足（pes abductus）	前足部が，水平面での外転位（外側に向かう）の変形
開張足（pes transversoplanus, splay foot）	第1中足骨から第5中足骨にかけての横アーチが低下した変形，前足部の横幅が広がった状態となる
外反母趾（hallux valgus：HV）	母趾（第1趾）の基節骨が中足骨に対して外反した変形
内反小趾（bunionette）	小趾（第5趾）の基節骨が中足骨に対して内反した変形
ハンマートウ（hammer toe）	近位趾節間（PIP）関節屈曲・遠位趾節間（DIP）関節屈曲の変形
槌趾（mallet toe）	DIP関節屈曲の変形
鉤爪趾（claw toe）	中足趾節（MTP）関節伸展・PIP関節屈曲・DIP関節伸展の変形

PIP：proximal interphalangeal，DIP：distal interphalangeal，MTP：metatarsophalangeal

（文献1を基に作表）

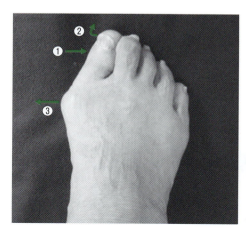

図1 外反母趾

母趾MTP関節で基節骨が中足骨に対して外反（矢印①）・回内（矢印②）し，第1中足骨頭が内側に突出している（矢印③）．開張足も伴っている．

また，発生要因ではないが，解剖学的特性において注意が必要な点がある．外反母趾の運動療法に母趾外転筋筋力増強訓練があるが，外反母趾進行例では腱走行が足底側へと変わるために外転作用が失われており，訓練の効果が乏しいことに留意する必要がある[4]．

一般に，履物による悪影響が指摘されている．裸足生活者と靴を履く習慣がある人々を比較した報告では，後者に外反母趾の発生率が高いとされている[2]．わが国においては，靴を履く習慣が広く普及した後に外反母趾が急速に増加してきたとされ，靴を履く前は下駄や草履といった履物を使用してきていたので，履物の種類による差が影響していると考えられる[5]．これらのことは，靴の使用自体が外反母趾の発生に関連している可能性が高いということを示している．さらに，ハイヒール靴・つま先の狭い履物による悪影響も指摘されている[2]．

ここを見よう！

来院時に履いてきた靴だけでなく，日常履いている靴にも注意！

3 症状

歩行時の母趾 MTP 関節の疼痛が主である．母趾 MTP 関節の内側に滑液包炎や胼胝を認めることもある．変形が強くなると第 2 趾と重なり，皮膚潰瘍が生じることもある．これらの変形に伴って足底に胼胝が生じ，中足骨頭底側痛も伴ってくる．しばしば，開張足・扁平足・内反小趾などの変形も伴う．さらに，母趾内側の趾神経の絞扼による痛みを伴うこともある．

4 診断

上記の症状で診断を行うが，画像診断としては荷重時足部背底 X 線像が基本となる．X 線像を基に，第 1 基節骨軸と第 1 中足骨軸のなす角度である外反母趾角（HV角）と第 1 中足骨軸と第 2 中足骨軸のなす角度である第 1・2 中足骨間角（M1M2 角）を計測する（図 2）．

外反母趾診療ガイドライン 2022[6]では HV 角が 20°以上を外反母趾とし，外反母趾の重症度は，軽度（HV 角が 20～30°），中等度（HV 角が 30～40°），重度（HV角が 40°以上）に分類されている．

臨床評価には，JSSF スケールの母趾判定基準（日本足の外科学会）[7]が有用である．

3 扁平足

1 概説

足部の骨格において縦アーチが低下した足を扁平足という．縦アーチが低下する

第2章　足の基本

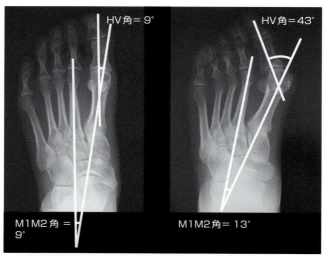

図2 健常足（左）と外反母趾足（右）のX線像
おのおののHV角とM1M2角を示す．

と，同時に後足部では踵骨が外反位となり（外反足），外反扁平足という形態を呈する（図3）．さらに，前足部では外転を伴う．

縦アーチの低下が，荷重時のみに認められて非荷重時には明らかでない場合（可撓性扁平足：flexible foot）と，非荷重時でも常に認められる場合（非可撓性扁平足：rigid foot）があるので，必ず荷重させて観察する必要がある．ただし，肉眼的に土踏まずの高さが低下しているように見える時でも，骨格として縦アーチが正常のこともある．たとえば，土踏まずに豊富な筋肉（運動選手にしばしば認められる）や脂肪[8]が付いたために生じた，見かけの扁平足があるので注意を要する．

　ここを見よう！

足の評価は，荷重時と非荷重時両方で！

2 発生要因

小児期の未成熟な足部組織に体重が負荷されることにより生じるのが小児期扁平足であり，学童期以降に体重増加やスポーツ活動の増加に伴い発症するのが思春期扁平足である．

成人期にみられる扁平足は，小児期・思春期扁平足から移行したもの，後脛骨筋

4 足の変形と疾患

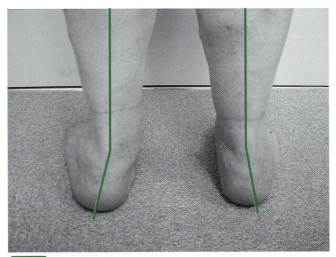

図3 後脛骨筋腱機能不全に伴う扁平足
左足は，強度の外反扁平足を呈している．後方から観察した時，右足に比較して，多くの足趾が観察される（too many toes sign）．

腱機能不全として発症したもの，踵骨骨折などの外傷の後遺症として発症したもの，関節リウマチに伴ったもの，などさまざまな要因による．このなかでも，後脛骨筋腱機能不全が近年注目を集めている[9]．これは，加齢や肥満によって後脛骨筋腱が変性・断裂し，さらに縦アーチを支持する靱帯の弛緩が加わることで扁平足が生じるものである．このことから理学療法士は，単なる筋力強化では解決できない可能性がある扁平足の存在を十分考慮しておく必要がある．

3 症状

小児期扁平足では無症状のことが多いが，思春期扁平足では足の内側部の痛みを訴えることが多い．後脛骨筋腱機能不全では内果周囲の後脛骨筋腱に沿った部位の腫脹が認められ，同部に痛みを訴える．さらに，踵部の外反に伴い外果遠位部にも痛みを訴える．

4 診断

土踏まずのみに着目するのではなく，足部の骨格の異常に注目して診断する．つまり，後足部での踵部外反と前足部での外転を確認する．また，両足を揃えた立位を後方から診ると，足趾が多く観察される（too many toes sign）．さらに，荷重時のX線撮影側面像で縦アーチの状態を確認することも重要である．

第2章　足の基本

> **ここを見よう！**
>
> 扁平足では，土踏まずの次は足部の骨格に注目！

4 糖尿病性足病変

　糖尿病患者の増大に伴って近年増加しており，潜在的な患者を含めると，わが国には100万人近い糖尿病性足病変を有する患者がいるといわれている[10]．発生要因としては，糖尿病に関連した細小血管障害，動脈硬化症，易感染性，神経障害（自律神経障害，知覚障害，運動障害）が複雑に関与している．自律神経障害による発汗障害により皮膚が乾燥して亀裂ができやすい，運動神経障害の結果としてハンマートウや鉤爪趾が生じて，靴との間で摩擦を生じやすく靴擦れが起きやすい，筋萎縮による足のアーチの変化のために足の変形が生じやすいという特徴がある[11]．さらに，知覚障害のためにこれらの外傷に気づかず，免荷しないということが重なり重症化する．症状としては，発赤や水疱に始まり，皮膚潰瘍，感染の併発，最後は壊死（糖尿病性壊疽）に至る（図4）．

5 足底腱膜炎，踵骨棘

　長時間の歩行や立位の持続，ランニング・ジャンプなどによって足底腱膜に牽引力と圧迫力が加わり，足底腱膜の踵骨付着部に疼痛が生じる疾患である．朝起きた時の，1歩目の踵部の疼痛が特徴である．足底腱膜の踵骨付着部内側に圧痛がある．X線像では，足底腱膜の付着部に骨棘ができている時もある．

6 外脛骨障害

　外脛骨は，舟状骨の内側かつ中枢側に存在する過剰骨である．運動量の増加や捻挫などを誘因として，外脛骨周囲の疼痛が発生する．疼痛発生機序としては，隆起部の靴による圧迫，外脛骨と舟状骨の間の線維組織の損傷などによる．外脛骨が存在する部位の骨性の隆起，圧痛，時に発赤・腫脹・熱感を呈する．また，後脛骨筋が外脛骨を介して舟状骨に付着するために，足部の縦アーチの動的支持不全が生じ，扁平足を合併することもある[12]．X線像で外脛骨の存在を明らかにする（図5）．

4 足の変形と疾患

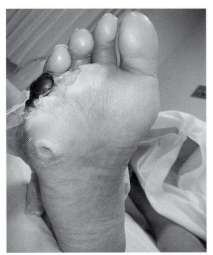

図4 糖尿病性足病変
第5趾に壊死，第5趾MTP関節底側に皮膚潰瘍を認める．第2〜4趾には発赤・腫脹を認める．
（カラー写真p200）

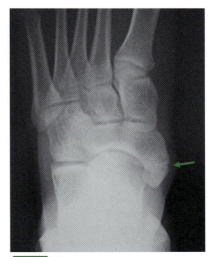

図5 外脛骨
外脛骨を矢印で示す．

7 Morton病

　第3・4中足骨骨頭間や第2・3中足骨骨頭間で趾神経が圧迫されて起こる絞扼性神経障害である．先の細いハイヒール靴を履くと，趾神経の圧迫が強まるために発症しやすいとされている．特に，歩行時の蹴り出しの際に中足骨骨頭周囲に疼痛が生じる．第3・4趾間や第2・3趾間の知覚障害を伴うこともある．

> **筆者からのメッセージ**
> 常に骨格の状態をイメージしながら足を評価しよう．

▶文献
1) 高倉義典：槌趾．図説 足の臨床，改訂第3版，高倉義典監，田中康人ほか編，メジカルビュー社，東京，151-155, 2010

第2章　足の基本

2）日本整形外科学会診療ガイドライン委員会，外反母趾ガイドライン策定委員会編：第1章 疫学．外反母趾診療ガイドライン2022，改訂第3版，日本整形外科学会・日本足の外科学会監，南江堂，東京，7-13，2022

3）日本整形外科学会診療ガイドライン委員会，外反母趾ガイドライン策定委員会編：第2章 病態．外反母趾診療ガイドライン2022，改訂第3版，日本整形外科学会・日本足の外科学会監，南江堂，東京，15-20，2022

4）佐本憲宏ほか：外反母趾に対する母趾内反運動訓練の効果―表面筋電図を用いた検討―．日本足の外科学会雑誌21：12-16，2000

5）渡辺好博：外反母趾．整形・災害外科28：1313-1320，1985

6）日本整形外科学会診療ガイドライン委員会，外反母趾ガイドライン策定委員会編：第3章 診断．外反母趾診療ガイドライン2022，改訂第3版，日本整形外科学会・日本足の外科学会監，南江堂，東京，21-24，2022

7）日本足の外科学会：足部・足関節治療成績判定基準．JSSFスケール，https://www.jssf.jp/medical/scale/（2023年7月16日閲覧）

8）水野祥太郎：第8章 意外！扁平足は起こらない．ヒトの足，創元社，大阪，100-112，1984

9）Myerson MS：Adult acquired flatfoot deformity：treatment of dysfunction of the posterior tibial tendon. JBJS 78：780-792，1996

10）門野邦彦ほか：糖尿病足の治療．整形・災害外科53：1437-1448，2010

11）新城孝道：糖尿病患者の足と靴の問題．靴の医学23：86-88，2009

12）中山正一郎：外脛骨障害．図説 足の臨床，改訂第3版，高倉義典監，田中康人ほか編，メジカルビュー社，東京，175-178，2010

（沖　貞明）

5 足のエクササイズ

ここがポイント！

▶ 足のアーチを支えるには筋肉も大切！
▶ 足の筋肉を鍛えるエクササイズを知ろう！やってみよう！
▶ 足の筋肉を緩めるエクササイズも忘れずに！

1 足の筋肉はアーチを支える名脇役!?

1 foot core system

　ヒトの足の特徴的なアーチ構造を構成・維持するための主役はもちろん骨や靱帯，足底腱膜といった非収縮性組織である．一方，収縮性組織である筋も補助的にアーチ構造を支え，剛性の調節に重要な役割を果たしている．

　正常な足部アーチの機能は，非収縮性組織（passive subsystem）と収縮性組織（active subsystem），そして神経機能（neural subsystem）との相互作用によって成り立つと考えられ，この概念は foot core system と呼ばれる（図1）[1]．foot core system では体幹に倣い，収縮性組織である筋を以下の2種類に分類している．

・グローバルムーバー：足部外在筋が該当し，足部・足関節の動きを生み出すとともに，アーチに安定性をもたらす．
・ローカルスタビライザー：足部内在筋が該当し，足部内の各関節およびアーチを安定させる働きをする．

2 足部外在筋（グローバルムーバー）

　下腿に起始をもち，距腿関節をまたいで足部に停止する筋が足部の外在筋に分類される．足部アーチ支持に貢献する筋としては，後脛骨筋や長腓骨筋，長母趾屈筋，長趾屈筋などがあげられる．長母趾屈筋，長趾屈筋は足趾の末節骨に付着するため，中足趾節（metatarsophalangeal：MTP）関節だけでなく近位趾節間（proximal interphalangeal：PIP）・遠位趾節間（distal interphalangeal：DIP）関節の屈曲にも作用する．

第2章 足の基本

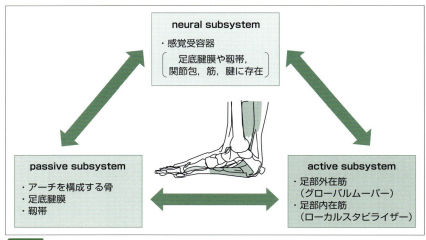

図1 foot core system
（文献1を基に作図）

3 足部内在筋（ローカルスタビライザー）

　距腿関節以遠の足部内に起始と停止をもつ筋が足部の内在筋に分類される．足部アーチ支持に貢献する筋としては，母趾外転筋や短母趾屈筋，短趾屈筋などがあげられる．これらの筋は足趾の基節骨や中節骨に付着するため，主にMTP関節の屈曲に作用する．母趾外転筋や短趾屈筋の一部は足底腱膜に付着するため，これらの筋の収縮は足底腱膜の緊張を高めることにも役立つ．また足底方形筋は長趾屈筋腱に付着し，張力の補助や効率化に作用することでアーチ支持に貢献する．

　足部内在筋は外在筋に比べ筋断面積が小さく，その機能の重要性は過小評価される傾向にあった．しかし近年，内在筋機能が静的・動的な足部アライメントに関係することが相次いで報告され[2〜4]，注目が集まっている．

> **MEMO**
>
> **足部アーチと筋形態との関係**
> 扁平足（foot posture indexのスコアが6点以上）では，正常に比べアーチ支持作用をもつ足部外在筋（長母趾屈筋や長趾屈筋）の筋面積が増加しており，反対に内在筋（母趾外転筋や短母趾屈筋）の筋断面積は減少していることが報告されている[5]．靱帯や足底腱膜の機能が低下している扁平足では，外在筋がアーチ支持における貢献を増加させていること，一方で内在筋はより機能が低下していることが示唆され，扁平足に対する内在筋エクササイズの意義が見直されている．

58

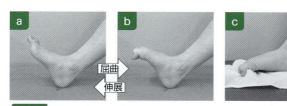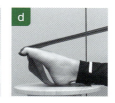

図2 toe curl exercise

a, b:基本的な方法, c:タオルを用いた方法(タオルギャザー), d:セラバンドを用いた方法.

2 足の筋肉を鍛える代表的なエクササイズ

　foot core systemのうち, 収縮性組織である筋は最も優れた可塑性をもち, エクササイズによってその機能を強化することができる. ここでは足部外在筋と内在筋のそれぞれについて, 収縮機能を強化するための代表的なエクササイズを紹介する.

1 足部外在筋

1) toe curl exercise

　足趾のエクササイズとして古くから行われている方法であり(図2a, b), 図2cのようにタオルを用いて行うタオルギャザーもこれに含まれる. MTP関節, PIP・DIP関節をすべて屈曲させるため, 長母趾屈筋や長趾屈筋を活動させるエクササイズである.

2) バンドエクササイズ

　セラバンドなどを用いることで, 上述のtoe curl exerciseに抵抗をかけることができる(図2d). ほかにも伸縮性のバンドやチューブは, 足部・足関節周囲筋のエクササイズに汎用性が高いため臨床的に重宝する. 近年はFrogHand®(グローバルアーク株式会社製)のような商品も多く販売されており, 図3の通りさまざまなエクササイズに使用することができる. 基本的な使用方法は図3a, bのようにtoe curl exerciseに抵抗をかけるものであるが, 図3c, dのように4つの球状部分を足背に向ければ, 足関節の回内外に抵抗をかけることができ, 長腓骨筋(図3c)や後脛骨筋(図3d)のエクササイズとしても利用できる. この時, 図3eに点丸で囲った部分がちょうど母趾球もしくは小趾球に位置するため, この部分を押し出すように指示すると動作の誘導にも便利である.

3) カーフレイズ

　荷重位で行うエクササイズとして代表的な方法である(図4a). アーチ支持に貢献する足部外在筋は, 足関節の底屈作用ももっているため, カーフレイズを行うことで筋活動が高まる. さらに, カーフレイズを行う際の足部肢位を変化させること

第2章 足の基本

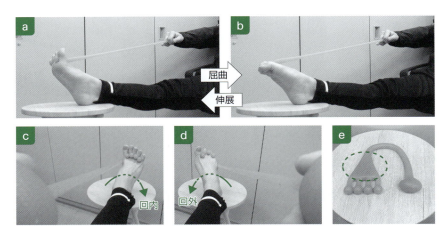

図3 FrogHand®を利用した外在筋エクササイズ

a, b：長母趾屈筋・長趾屈筋のエクササイズ，c：長腓骨筋のエクササイズ，d：後脛骨筋のエクササイズ，e：FrogHand®（グローバルアーク株式会社製）の外観．

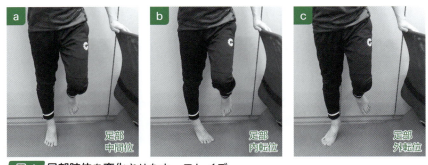

図4 足部肢位を変化させたカーフレイズ

a：足部中間位でのカーフレイズ，b：足部30°内転位でのカーフレイズ，c：足部30°外転位でのカーフレイズ．

で，特定の外在筋の筋活動を高めることが可能であり，臨床的に有用な方法である．具体的には，足部内転位で行うカーフレイズ（図4b）では長趾屈筋の筋活動が高まり，足部外転位で行うカーフレイズ（図4c）では長腓骨筋の筋活動が高まることが報告されている[6]．また図5のように，バンドやチューブによる抵抗下で，足関節中間位を維持したままカーフレイズを行う方法もある．ここでは足関節回内方向への外力に抗しながらカーフレイズを行うことで，後脛骨筋など回外筋の活動を増加させることができる（図5a）．反対に足関節回外方向への外力に抗しながらカーフ

60

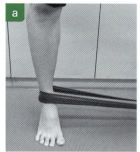
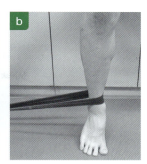

図5 セラバンド抵抗下でのカーフレイズ
a：足関節回内方向への外力に抗しながらのカーフレイズ．
b：足関節回外方向への外力に抗しながらのカーフレイズ．

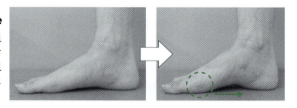

図6 short foot exercise
足趾を屈曲することなく中足骨頭（点丸）を踵に引き寄せるように動かし，文字通り足長を短くする（short foot）エクササイズ．

レイズを行うことで，長腓骨筋など回内筋の活動を増加させることができる（図5b）．

2 足部内在筋

1) short foot exercise

　最も有名な内在筋エクササイズである．図6のように，足趾を屈曲することなく中足骨頭を踵に引き寄せるように動かし，文字通り足を短くする（short foot）エクササイズである．short foot exercise 中の母趾外転筋の筋活動は，toe curl exercise に比べ4倍以上高いことが報告されている[7]．エクササイズの漸進方法として，座位→両脚立位→片脚立位と進めていく方法が提案されている．この段階付けの意味として，筆者は図7のように解釈している．

> **ここを見よう！**
>
> 　両脚立位や片脚立位で short foot exercise を行う際，前足部への荷重を減らし踵荷重で行っている症例（図8）をよく見かけるが，これでは段階付けの意味がなくなってしまうため注意が必要である．

第2章　足の基本

段階		負荷	目的
座位	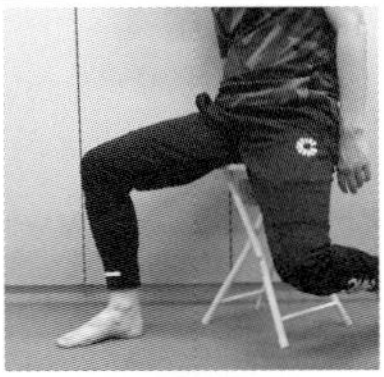	体重の約10%	足部内在筋の 随意的な収縮方法の学修
両脚立位	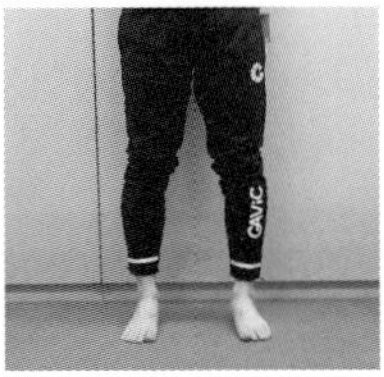	体重の50%	抵抗下での 随意収縮による筋力増強
片脚立位	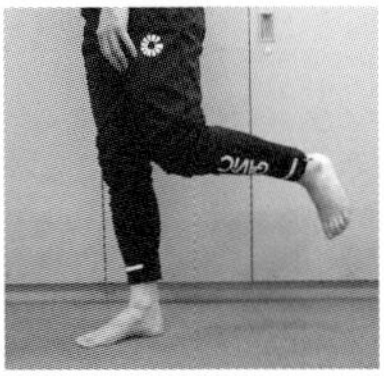	体重の100%	抵抗下での 随意収縮による筋力増強 ＋ バランス保持・姿勢制御に 必要な特異的筋活動の学修

図7 short foot exercise の漸進方法と各段階の特徴

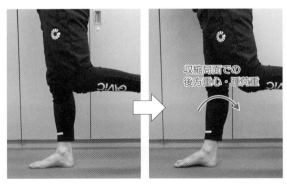

図8 荷重位でのshort foot exercise で起こりやすいエラー

内在筋を収縮させる局面で後方重心（踵荷重）になると，前足部への荷重が減り抵抗運動としての負荷が減少してしまう．

2) toe spread out exercise

short foot exercise に並ぶ有名な内在筋エクササイズである．図9のように，①全趾伸展→②小趾接地→③母趾接地→④第2～4趾接地の順で足趾を動かしていく．toe spread out exercise 中の母趾外転筋の筋活動は，short foot exercise に比べ約

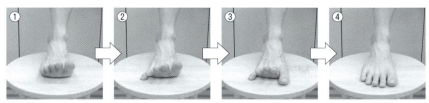

図9 toe spread out exercise
①→④の順に足趾を動かし，文字通り足趾を広げる（toe spread out）エクササイズ．

2倍高いことが報告されている[8]．しかし，これは両エクササイズとも座位で行った場合の比較であり，short foot exercise は立位で行うことでより筋活動が増加する[7]ことから，一概に toe spread out exercise が内在筋エクササイズとしてより優れていると考えるのは不適切である．筆者はむしろ両エクササイズの運動学的特徴を考慮して処方対象を検討すべきであると考えている．short foot exercise は内在筋を収縮させることで内側縦アーチを挙上させるエクササイズであるのに対し，toe spread out exercise は母趾や小趾の外転を要求するエクササイズである．したがって，アーチ挙上を目的とする場合には short foot exercise を，外反母趾や内反小趾などの足趾変形を予防・軽減することが目的であれば toe spread out exercise を指導する．

3）足趾伸展エクササイズ

上述した2種類の内在筋エクササイズは，技術的難易度が高く初見で正しく実施できることは少ない．まずは図10と図11のような足趾伸展エクササイズを指導し，内在筋を収縮させる感覚を学習してから short foot exercise や toe spread out exercise を導入するとよいだろう．これらのエクササイズでは，伸展させない趾の内在筋の活動が求められる．たとえば図11のエクササイズでは，第2〜5趾の伸展につられて母趾が伸展してしまわないように，母趾外転筋や短母趾屈筋が母趾MTP関節の屈曲トルクを発生させる必要がある．

> **MEMO**
> **内在筋エクササイズの習得のために**
> short foot exercise をはじめとする内在筋エクササイズは，技術的難易度が高く習得に難渋する症例が多い．このような症例には，筋電図[9]や超音波画像によるバイオフィードバックを利用し，内在筋の収縮を視覚化するとエクササイズの習得が容易になる．

第2章　足の基本

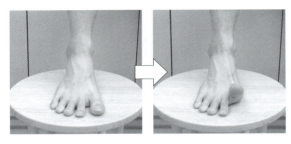

図10 母趾伸展エクササイズ

第2〜5足趾を接地させたまま，母趾を伸展させるエクササイズ．

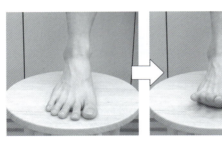

図11 第2〜5趾伸展エクササイズ

母趾を接地させたまま，第2〜5足趾を伸展させるエクササイズ．

3　足の筋肉を緩める代表的なエクササイズ

　foot core system において，収縮性組織である筋は足部アーチの剛性を高めるだけでなく，適切なタイミングで弛緩もしくは遠心性収縮を行い，衝撃吸収に貢献する役割も求められる．収縮機能を強化するためのエクササイズを行うと筋緊張が増加するため，クールダウンとして筋緊張を緩めておくことを忘れてはならない．ここでは足部外在筋と内在筋のそれぞれについて，筋緊張を緩めるための代表的なエクササイズを紹介する．

1　足部外在筋

　足部外在筋を緩めるためにはストレッチが有用である．図12a のように足関節の背屈と足趾の伸展を徒手的に引き起こす．さらに図12b のように足関節を回内させる方向へ動かすことで，より効率よく伸張させることができる．図12c のように荷重位で徒手やクッション，傾斜台などを用いて足趾を伸展させる方法もあるが，症例によっては下腿後面深層よりも足底（足底腱膜や内在筋）に伸張感を訴える場合がある．荷重位では前足部を背屈させる方向に床反力を受け，非荷重位に比べウィンドラス機構（windlass mechanism）による足長の短縮が少なくなるため，足底腱膜や内在筋がより伸張されやすい．このような場合は，図12a, b のように非荷重位で行う方法が外在筋のストレッチとしてはより適している．

5 足のエクササイズ

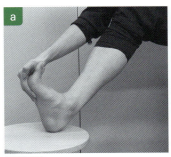
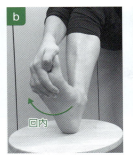
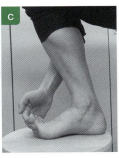

図12 足部外在筋のストレッチ
a：長母趾屈筋・長趾屈筋のストレッチ．
b：足関節を回内させながら行うとより効率的に伸張できる．
c：荷重位で行うと下腿後面深層ではなく足底に伸張感を感じることがあるため注意．

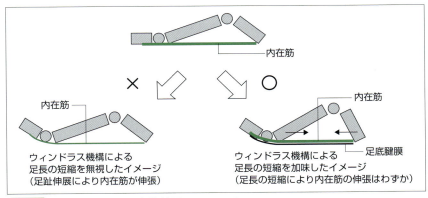

図13 足趾伸展に伴う内在筋伸張のイメージ

2 足部内在筋

　解剖学的に，足関節の背屈を避けながら足趾を伸展させれば内在筋を選択的にストレッチできるイメージがある．しかし，足趾の伸展はウィンドラス機構によって足長を短縮させるため，実際はあまり内在筋の伸張感を得られない（図13）．図12cのように荷重によって前足部の底屈を制限しながら行う方法もあるが，筆者は足趾伸展位で筋を圧迫するダイレクトストレッチを用いることが多い（図14a）．この方法はゴルフボールなどを用いても可能であり，筋腹や足底腱膜との境を狙って圧刺激を与える．痛みを感じやすい場合は，図14bのように弛緩位で圧刺激を与えるだけでも筋緊張は緩和する．

65

第2章 足の基本

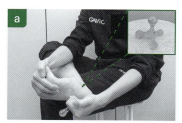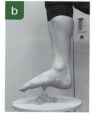

図14 足部内在筋のストレッチ・マッサージ
a：足部内在筋のダイレクトストレッチ．
b：弛緩位での圧迫刺激（マッサージ）．

筆者からのメッセージ

ヒトの足は形態的な特徴から正常や扁平足と分類されることが多い．しかし扁平足症例のなかでも足の機能はさまざまであり，また形態が正常でも機能低下を認めることは少なくない．機能低下に陥っている組織の機能回復や代償を試みる際，可塑性に富む筋は最もターゲットとして期待でき，筋機能を改善させることはわれわれ理学療法士の腕の見せ所である．本項で紹介したエクササイズが明日からの臨床の一助になることを期待する．

▶ 文献

1) McKeon PO, et al：The foot core system: a new paradigm for understanding intrinsic foot muscle function. Br J Sports Med 49：290, 2015
2) Kelly LA, et al：Intrinsic foot muscles have the capacity to control deformation of the longitudinal arch. J R Soc Interface 11：20131188, 2014
3) Okamura K, et al：Relationship between foot muscle morphology and severity of pronated foot deformity and foot kinematics during gait: A preliminary study. Gait Posture 86：273-277, 2021
4) Okamura K, et al：Classification of medial longitudinal arch kinematics during running and characteristics of foot muscle morphology in novice runners with pronated foot. Gait Posture 93：20-25, 2022
5) Angin S, et al：Ultrasound evaluation of foot muscles and plantar fascia in pes planus. Gait Posture 40：48-52, 2014
6) Akuzawa H, et al：The influence of foot position on lower leg muscle activity during a heel raise exercise measured with fine-wire and surface EMG. Phys Ther Sport 28：23-28, 2017
7) Jung DY, et al：A comparison in the muscle activity of the abductor hallucis and the medial longitudinal arch angle during toe curl and short foot exercises. Phys Ther Sport 12：30-35, 2011
8) Kim MH, et al：Comparison of muscle activities of abductor hallucis and adductor hallucis between the short foot and toe-spread-out exercises in subjects with mild hallux valgus. J Back Musculoskelet Rehabil 26：163-168, 2013
9) Okamura K, et al：Effect of electromyographic biofeedback on learning the short foot exercise. J Back Musculoskelet Rehabil 32：685-691, 2019

〈岡村和典〉

第3章

靴の基本

靴の基本

ここがポイント！

▶ 靴の各部の名称と機能を知ろう！

▶ 靴の種類を知ろう！

▶ 整形靴技術を用いた靴型装具の製作や靴の補正について知ろう！

▶ 靴に関する用語は職種などにより統一されていない場合があることを
知ろう！

1 靴の基本構造

革靴を構成するパーツは，甲革，靴底，その他の資材（芯材など）の大きく3つ
に分類される[1]．

甲革はアッパーとも呼ばれ，足背を覆う部分の総称である．甲革は，靴の表面に
見える革と，足が直接当たる部分になる裏革（ライニングレザー），甲部を保護す
るべろ（舌革・タン）で構成されている．表面に見える革は，前側を「つま革」，後
側を「腰革」と呼ぶ．つま先部分に縫製された革片は「飾革（チップ）」と呼ばれ，ス
トレートチップやウイングチップ，Uチップなど，さまざまなデザインがある．裏
革は，前側を「先裏」，後側を「腰裏」と呼び，踵部に「すべり革」を付けることもある．

靴底はソールとも呼ばれ，ウエルト（細革），表底・本底（アウトソール），積上，
化粧革（トップリフト）で構成されている．

芯材などのその他の資材には，中底，先しん（トウボックス），月形しん（月型し
ん（芯），カウンター），シャンク（踏まずしん），中物などがあり，靴の形状を保ち，
靴にさまざまな機能をもたせているパーツである．

上記の靴の基本構造と名称を図 1[1~3]に示す．

1 靴の基本

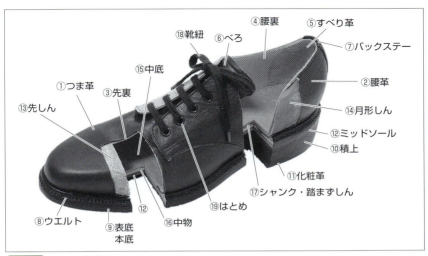

図1 靴の基本構造

（文献1〜3を基に作図）
（カラー写真p200）

> **MEMO**
>
> **「インソール」とは？**
> 「インソール」と聞くと，アーチサポートなどがついた靴の中に挿入する「中敷」を想像する方が多いが，本来，英語で表記される"insole"とは，靴の構造の一つである「中底」を指す言葉である．靴の中に入れる「中敷」を指す英語は"insert"，"shoe insert"で，「インサート」「靴インサート」と呼ぶのが正しいことになる．しかし，「インソール」という言葉が「中敷」として商品名に使われ始め，一般に広まったことから，特に日本では「インソール」＝「中敷」の意味で使われるようになった．そのため，「インソール」＝「中底」を連想する靴製作者や靴メーカーは，靴の製造を請け負う際に，話す相手によってどちらを指しているのか確認する必要が生じている．
> 「中敷」を指す言葉としてはほかにも，「足底装具」，「足底挿板」，「足底板」，「フットベッド」，「アインラーゲン」などがある．「足底装具」は主に義肢装具士の用語であり，「足底挿板」は整形外科用語で用いられるため義肢装具士も使用する．なお，JISでは「靴インサート」を「履物の中に挿入して用いる装具」と定義しており，「足底装具」を「足アーチの支持，足部変形の防止及び矯正などを目的とする装具．ただし，靴を除く」と定義している[4]．このように，靴にまつわる用語には，業界や職種で異なる物を指したり，一般に広がっている名称が正式名称と違ったりと，統一されていないものも多くあるため，注意が必要である．
> 本書では，基本的にインソールは足底挿板・足底板を指す．

第3章　靴の基本

2 靴の構造と整形靴技術における機能

　靴型装具の製作には整形靴技術が用いられている．基本的な構造は一般的な既製靴と同じだが，各部にもたせる機能や目的は，より医療的な観点となる（表1）．

> MEMO

「整形靴」とは？
「整形靴」は，JISにおいて「医師の処方に基づき，変形の矯正，圧力分散によるとう（疼）痛除去などの特定の目的のために，足部に適合させた靴．靴型を基に製作し，アッパーの付いたもの」[4]と定義されている．orthopedic shoe (footwear) の訳語として使われ，義肢装具における「靴型装具」と同義語といえる[5]．「整形外科靴」と訳されていたこともあったが，医学会における「整形外科」という言葉の位置付けとの兼ね合いから，日本整形靴技術協会の発足の際に「整形靴」と呼ぶこととなったとされている[3]．靴型装具や足底装具，既製靴の補正など，医学的知識が必要となる専門技術は「整形靴技術」と呼ばれている[1]．注意点としては，厚生労働省による「義肢等補装具費支給要綱」のなかで，靴型装具について，「整形靴」を「標準木型に皮革，フェルト等を張って，補正して作られるもの」，「特殊靴」を「陽性モデルから作成した特殊木型を用いて作られるもの」とする分類があることがあげられる．このように「整形靴」には広義と狭義が存在するが，通常は広義として用いられることが多い．

3 靴の種類

　靴には，アッパーのデザイン，つま先やソールの形状のような外観上の種類のほか，製法や用途によってさまざまな種類がある．ここでは靴型装具の機能にも直結する外観上の種類について紹介する．

1 分類1（羽根のデザイン）

　代表的なものには，外羽根式（ブラッチャー）（図2），内羽根式（バルモラル）（図3），スリップオン（スリッポン）（図4）がある．履き口の開きが大きいほど足入れがよいため，足底装具（p69，MEMO）を挿入する既製靴や靴型装具では外羽根式が望ましいといえる．特に，靴型装具で用いられる外羽根式でつま先まで大きく開くデザインは，外科開き（図5，6）と呼ばれる．また，足を固定する留め具の種類としては，靴紐，ファスナー（ジッパー），面ファスナーが代表的である．

70

1 靴の基本

表1 靴の各部の名称と整形靴技術における機能・観点

	名称	整形靴技術における機能・観点
①	つま革（爪革）	足趾や骨突出部に革の重なりやステッチがあると違和感や痛みにつながる場合がある
②	腰革	デザインにより革の切り替えが第1・第5中足骨頭部に当たる場合がある
③	先裏	足が直接当たるため，素材選びに注意し，極力段差や縫い目が出ないように型紙の設計をする
④	腰裏	
⑤	すべり止・すべり革・カウンターライニング	踵抜けしづらいよう滑り止めとしてつける
⑥	べろ・タン	靴紐やはとめが直接足に当たることを防ぎ，紐の締まりをよくする
⑦	バックステー・市革	踵部の縫い割に補強の目的でつける
⑧	ウエルト・細革	ウエルトがあることで修理がしやすくなる
⑨	表底・本底・アウトソール	素材，硬さ，厚み，模様，形状により歩行に影響する
⑩	積上	耐久性に加え衝撃吸収性のある素材選びをする
⑪	化粧革・トップリフト	軟らかい素材だと消耗が早くなる
⑫	ミッドソール	中底と表底の間で，ロッカーバーなどの調整を付けることもできる．厚みや重量がでるため一般靴では省略する場合もある．
⑬	先しん・トウボックス・トウパフ	靴のつま先の形状を保持し，足趾や爪が当たらないようにスペースを保つ
⑭	月形しん・カウンター	距骨下関節を保持し，踵部の内反・外反を防ぐことができる．アライメント補正の目的で前方や上方へ延長することもある
⑮	中底	中底の形状が靴底の形状となり，ウエスト部の形状が靴の適合や外観にも影響するため，足と靴のバランスがとれた設計が重要である
⑯	中物・フィリング・フィラー	アッパーと中底の段差を埋めるものだが，素材によりクッション性をもたせることができる
⑰	シャンク・踏まずしん	靴の形を保ち，縦アーチを支える
⑱	靴紐	紐の種類や通し方がフィッティングに影響する
⑲	はとめ	紐を締めやすくし，耐久性も上げられる
⑳	中敷・敷き革	通常は中底の上の足が直接乗る部分に敷く革やカバーを指す．整形靴技術では足の形状に合わせたフットベッドが中底の上に挿入される

71

第3章　靴の基本

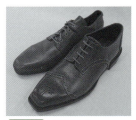
図2　外羽根式

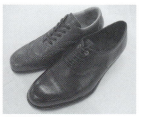
図3　内羽根式

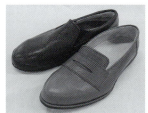
図4　スリップオン

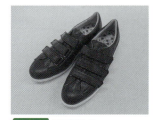
図5　外科開き

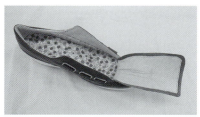
図6　外科開き（開いた状態）

（カラー写真p201）

> **MEMO**
>
> 「面ファスナー」とは？
> 履き口を止めるベルトに使われる，ループ状の面とフック状の面が合わさることでワンタッチで付けたり外したりできる素材は，「マジックテープ®（クラレファスニング社製）」や「ベルクロ®（ベルクロUSA社製）」と呼ばれることが多いが，これらは登録商標である．一般名称としては「面ファスナー」と呼ぶ[3]．

2　分類2（履き口の高さ）

　一般的には，履き口上縁が果部より低い靴を短靴，高い靴をブーツと呼ぶ．靴型装具においては，履き口上縁が果部より低い靴を短靴，果部中心にかかるものをチャッカ靴，果部より高いものを半長靴，下腿の2/3を覆うものを長靴と分類している[4]（図7）．

3　分類3（つま先の形状）

　代表的なものには，オブリークトウ（図8），ラウンドトウ（図9），スクエアトウ（図10）がある．つま先形状は靴の外観の印象を決めるものでもあるため，ファッション的観点で選ばれることも多いが，足のためには足趾の形状と対応した形状を選ぶことが，適正な捨て寸を取るうえでも望ましい．足の外観を一番長い足趾によって分類した「エジプト型」，「ギリシャ型」，「ポリネシア型（スクエア型ともいう）」

72

1 靴の基本

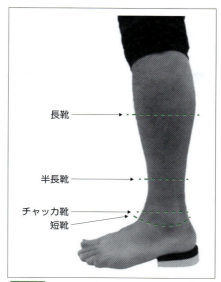

図7 履き口の高さによる分類

に合わせて，エジプト型であればオブリークトウ，ギリシャ型であればラウンドトウ，ポリネシア型であればスクエアトウが適合のよい組み合わせとされる．実際には，オブリークとラウンドの間（図11）や，オブリークとスクエアの間（図12），ラウンドとスクエアの間（図13）の形状などもあるため，自分の足趾の形状に合うものを選ぶとよい．

> **MEMO**
>
> **つま先は「トウ」なのか「トゥ」なのか？**
> つま先の英語表記は「toe」で，その発音をカタカナにすると「トー」または「トウ」である．「トゥ」とすると「two」の発音となってしまう．例えば，JIS では「つま先上がり」とも呼ばれる「toe spring」を「トウスプリング」と表記している[4]．

4 分類4（ソール・ヒールの形状）

代表的なものには，ブロックヒール（図14），ウェッジソール（図15），ウェッジヒール（図16）がある．ブロックヒールは，ボール（ジョイント）部とヒール部が床面に接地し，中足部が浮いているデザインで，エレガントな外観になる．荷重や歩行動作でアーチ部が低下したり捻じれたりする可能性があるため，シャンクでの支えが必須となる．

第3章 靴の基本

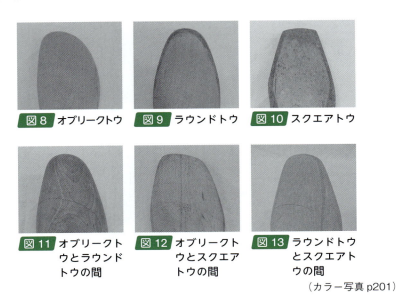

図8 オブリークトウ　図9 ラウンドトウ　図10 スクエアトウ

図11 オブリークトウとラウンドトウの間　図12 オブリークトウとスクエアトウの間　図13 ラウンドトウとスクエアトウの間
（カラー写真 p201）

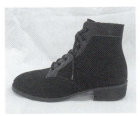
図14 ブロックヒール

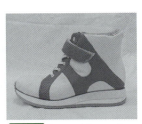
図15 ウェッジソール

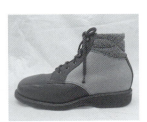
図16 ウェッジヒール
（カラー写真 p202）

　ウェッジソールは，ヒール部とボール部の間がつながっており，靴底全体が地面に接地しているデザインで，スニーカーなどカジュアルな外観の靴に多い．アーチ部が支えられ，接地面も広いことから，靴型装具でもよく用いられる．
　ウェッジヒールは，ウェッジソールの中足部をえぐったようなデザインで，ブロックヒールとウェッジソールの間をとった機能・外観といえる．

4 靴型装具製作の流れ

　靴製作の流れは，靴の種類，素材，製法，搭載する機能や，既製靴かオーダーメ

イド靴か，機械を使用するかすべて手作業で行うかなどにより多少の違いはあるものの，大まかな流れは共通する．医療においてオーダーメイドで製作される靴型装具は，ブーツタイプの革靴が多く，甲革と靴底を接着剤で貼り付ける「セメンテッド（セメント）式製法」で製作される．ここではドイツの整形靴技術をベースとした靴型装具製作の一例を紹介する．

1 採型・採寸

採型では主に石膏包帯が使用され，足部に巻き付けて型採りするが，インプレッションフォームと呼ばれる特殊スポンジを使用し，足底の型採りを組み合わせる方法などもある（図17）．また，近年では3Dスキャナーで形状を取り込むことも可能である．

2 陽性モデルの製作

靴型（ラスト）の元となる陽性モデルの製作には石膏や樹脂が使われる．石膏の最大のメリットは安価なことで，デメリットは作業時に重いこと，割れる可能性があり基本的に手作業となること，靴型の再利用ができないことなどである．樹脂のメリットは，石膏より軽く，機械で削れるので作業がしやすいこと，割れないため靴型の再利用ができることなどで，デメリットは高価なことである（図18）．

3 靴型の製作

陽性モデルに適切な修正を行い，足趾部に適切な捨て寸のつま先をつけて靴型を製作する（図19）．樹脂製の靴型の場合，仮合わせ後の再修正（p76）が終わった後に靴型を2〜3個のパーツに分割する（図20）．これは完成した靴から靴型を抜き取りやすくするためである．靴型を分割しない場合，靴のデザインは靴型が抜き取れるだけのアッパーの開きがあるものに限定される．

4 フットベッドの製作

靴型の足底面にアーチサポートなどの修正を行った場合は（図21），足底面に材料を積層して「フットベッド」と呼ばれる中敷を製作する（図22）．靴が完成した後に足底装具を挿入する製作方法をとる場合は，足底装具が挿入できるように足底面を修正し，スペースを確保するため，必要な厚みの材料を靴型の底面に貼っておく．

5 チェックシューズの製作

仮合わせを行うため，仮の靴を製作する．アッパー部分に革を使う方法と，透明なプラスチック素材を用いる方法がある（図23）．透明プラスチックは，足がどのように靴の中に納まっているかを目視できるため，捨て寸や圧迫部分の有無などを確認しやすい．革は，足の皮膚がデリケートな症例でも安心して使用でき，完成した靴の足当たりに近づけて確認ができる．脚長差やアライメントの問題がある場合などは，必要な靴底の加工を実際につけて製作する．

第3章 靴の基本

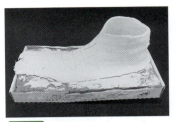

図17 陰性モデル（インプレッションフォームを用いた採型）

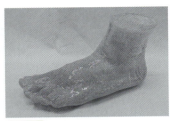

図18 陽性モデル（樹脂製）

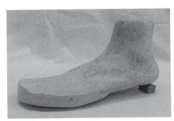

図19 靴型の製作（つま先部の製作）

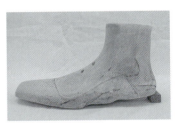

図20 完成した靴型

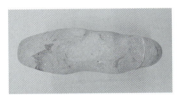

図21 靴型の足底面の修正

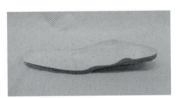

図22 フットベッド

（カラー写真 p202）

6 仮合わせ

　チェックシューズを装着して実際に歩くことで，フィッティングはもちろん，デザインや付与しようとしている機能が適切か，この靴型・フットベッドで製作を進めてよいかを確認する（図24）．短靴の場合は履き口の高さや位置，ファスナーをつける場合はファスナー位置など，これから製作するアッパーの設計上の詳細な位置なども決める．

7 靴型の再修正

　仮合わせの結果を反映し，靴型の再修正を行う．場合によっては再度仮合わせを行うこともある．

1 靴の基本

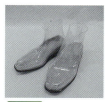
図23 チェックシューズ

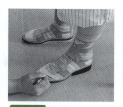
図24 仮合わせ
チェックシューズに修正箇所を直接書き込む.

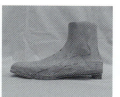
図25 中底の製作

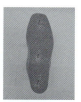
図26 中底

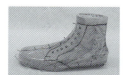
図27 アッパーの設計(ラストコピー)

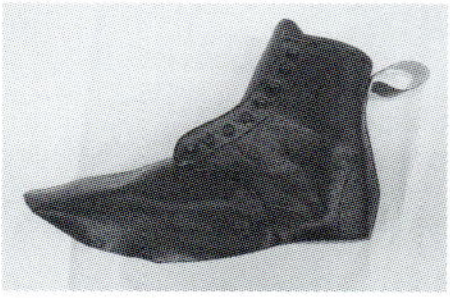

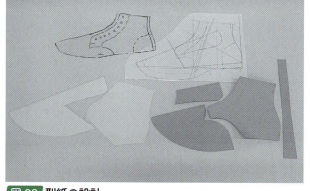
図28 型紙の設計
パーツが少ない方が裏革の型紙.

図29 完成したアッパー

(カラー写真 p203)

8 中底の製作
靴型にフットベッドを付け,フットベッドの底面に合わせて中底をつける(図25,26).

9 アッパーの設計と型紙製作
靴型からラストコピーをとり(図27),型紙を設計する.表から見える甲革と裏革で設計が異なるため,それぞれの型紙を展開する必要がある(図28).

10 アッパー製作
型紙に合わせて革を裁断し,縁の処理など必要な加工を加えたパーツを設計通りに縫製する(図29).

11 月形しん,先しんの設計と準備
靴型に月形しんと先しんを設計する(図30).月形しんを革で作る場合は,この

77

第3章 靴の基本

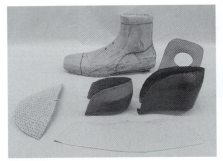

図30 月形しんと先しんの設計と製作

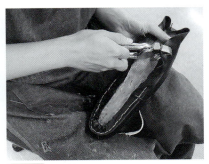

図31 つり込み

（カラー写真 p203）

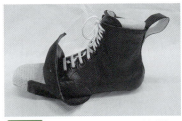

図32 つり込み（先しんの接着）

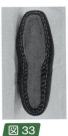

図33 つり込み（底面の接着）

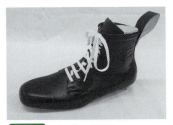

図34 つり込み完了

（カラー写真 p204）

タイミングで靴型に添わせて成形する．靴型装具の場合は，「ロングカウンター」と呼ばれる前方に長い月形しんを製作することが多い．

12 つり込み

アッパーを靴型につり込んでいく（図31）．先しんと月形しんは，材料やつり込み手法に合わせて適切なタイミングでアッパーに挿入・接着する（図32）．最初に釘やタッカーで固定し，最終的には接着剤で中底に接着し（図33），釘やタッカーをすべて抜く（図34）．

13 ウエルトの接着

ウエルトをつける場合はこのタイミングで巻いて接着する．ウエルトがしっかり接着するよう，接着面となる中底の底面（つりこみで接着したアッパー表面）をグラインダーなどでバフ掛けし，荒らしてから接着剤を塗る．

14 シャンクの接着

シャンクを中底の底面に接着する．土踏まずを支える役割があるため，中足部か

ら後足部にかけて挿入する．また，通常は踏み返しの邪魔にならないよう，中足趾節（metatarsophalangeal：MTP）関節より近位に設定する．足部の症状によっては，MTP関節での靴の曲がりを制限し，ロッカーバーだけで踏み返しをさせるため，前方へ延長したロングシャンクや，底面全体にカーボン製のシャンクを用いることもある[5]．

15 中物

靴底を接着するための面を作るため，つり込んだアッパー底面，ウエルト，シャンクと中底の段差をコルクやスポンジ素材で埋める．図35は，ウエルトとシャンク，中物の位置関係を示したものである．

16 靴底の製作

製作するソール形状に合わせて，ミッドソール，表底，ヒール部など靴底を製作する（図36）．靴型装具では，ロッカーバーやヒールロッカーなどをつけることが多い．

17 靴型抜き

靴型を抜き取る．つり込んだ後はアッパーが靴型にピッタリ沿った状態であるため，外科開きなど大きくアッパーが開くデザインでなければ，靴型をそのまま引っ張って抜くことはできない．抜き取る工程でアッパーを破損しないよう注意が必要である．既製の靴型や樹脂製で分割をした靴型の場合は，分割パーツを外すなどして部分的に靴型を抜いていくことができる．抜いた後も分割パーツを組み立て直すことで，同じ靴型を何度でも利用できる．石膏製の靴型の場合は靴型を割って取り外すため，再利用はできなくなる．靴型を抜いた後，靴の中に抜き忘れた釘やタッカーが残っていないか，足を傷つける物がないか確認をする．

18 仕上げ・完成

ソールインクの塗布，新しい靴紐への交換，磨きなど仕上げ作業を行い，完成となる（図37）．

5 ヒール部・靴底の補正加工

ヒール部を含む靴底に特別な加工をすることで，歩行時の衝撃吸収や安定性確保，アライメントの補正や踏み返し方向の制御などの機能をもたせることができる．代表的なものを紹介する．

1 クッションヒール（サッチヒール）

踵接地時の衝撃吸収を目的に，ヒール部の後縁にクッションを挿入する加工である（図38）[6]．

第3章 靴の基本

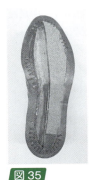

図35 ウエルト，シャンク，中物の接着

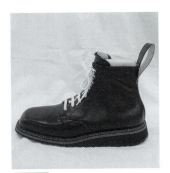

図36 靴底の製作

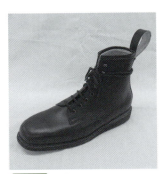

図37 完成

（カラー写真 p204）

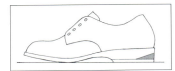

図38 クッションヒール（サッチヒール）

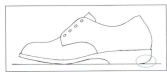

図39 ヒールロッカー

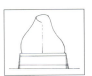

図40 フレアヒール

2 ヒールロッカー（カットオフヒール）

踵接地時の衝撃を和らげ，踏み返しを容易にすることを目的として，ヒール部の後縁の角を丸く削る加工である（図39）[6]．これにより足部が地面に叩きつけられるのを防ぐことができる．カットオフヒールやヒールローリングとも呼ばれ，クッションヒールとの併用も可能である．他の靴底の補正と併用されることも多く，靴型装具の靴底でも付けられることが多い[5,7]．

3 フレアヒール

接地面を拡げて支持性を高める目的で，ヒール底面を拡大する加工である（図40）[6]．通常は外側につけるが，アライメントによっては内側につけることもある．

4 トーマスヒール

内側縦アーチの支持を高める目的で，ブロックヒールのヒールブレスト（ヒールの前縁部）内側を舟状骨付近まで延長する加工である（図41）[6]．扁平足や外反を伴う扁平足に用いられる．逆に，内反変形に対して立方骨付近まで外側を延長する場合は，逆トーマスヒール，または外側トーマスヒールと呼ばれる（図42）[6]．通常，トーマスヒールといえば内側トーマスヒールを指す．

80

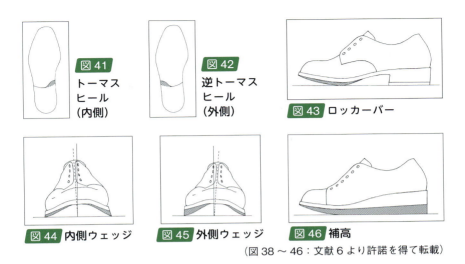

図41 トーマスヒール（内側）
図42 逆トーマスヒール（外側）
図43 ロッカーバー
図44 内側ウェッジ
図45 外側ウェッジ
図46 補高

（図38〜46：文献6より許諾を得て転載）

5 ロッカーバー

　足関節やMTP関節に痛みや障害がある際の，歩行中の踏み返し動作を補助する目的で付けられ，靴底の前足部を揺りかごのような曲面にする加工である（図43）[6]．ロッカーのスタート位置と頂点の設定次第で，足趾ロッカー，中足ロッカー，メタルザルバーなどの種類がある[5〜7]．特に，第2〜4中足骨骨頭底面に胼胝や鶏眼などによる強い痛みがある場合に，患部周辺の底材を切り抜いてクッション材を埋め込む加工は，蝶型踏み返しと呼ばれる[5〜7]．中足骨骨頭部周辺の底材が厚く，目的に応じて厚みや頂点の位置を変える加工であるため，単にトウスプリングが上がっているだけの靴底をロッカーバーとは呼ばない．他の靴底の加工と併用して付けられることも多い．

6 内側ウェッジ・外側ウェッジ

　内反足や外反足などによるアライメント不良の補正や側方への動揺を抑える目的で，内側または外側が高くなるよう，材料を楔状に削り傾斜をつける加工である（図44，45）[6]．ウェッジを付ける際は，短靴だと足関節で代償される可能性があるため，足関節を覆う高さのブーツタイプの靴の選択が望ましい．片側が高くなることでの歩行への影響を考慮し，通常はロッカーバーも併用される[7]．

7 補高

　脚長差を補う目的で，ヒール部または靴底の厚みを増す加工である（図46）[6]．既製靴の場合，ブーツタイプなどで靴の中で高さを補うスペースがあれば，中敷底面に補高することができるが，短靴などでは履き口が浅くなり靴内での補高ができ

第3章　靴の基本

ないため，靴底での補高が選択される．靴内と靴底のそれぞれに補高することもある[5,7]．靴底の厚みが増すことによる歩行への影響を考慮し，通常はヒールロッカーやロッカーバーも併用される．

筆者からのメッセージ

海外から洋靴が伝わったように，その作り方も海外から伝わったものである．靴のパーツや製法の名称や用語は外国語が元となっているため，日本では英語と日本語の両方が使われている．そのうえ，靴作りを日本で学んだか，海外で学んだか，海外の場合はどの国でどの言語で学んだかや，靴メーカー，靴製作者，整形靴技術者，義肢装具士など靴を扱う業界や職種によっても用語が異なる．医療においても日本リハビリテーション医学会用語集，日本義肢装具学会用語集，厚生労働省の算定基準表での名称，JIS で用語が異なるなど，統一されていない．用語を統一することが一番の解決策であるが，現実的には難しい．どれが正しいとか間違っているとかいうことではなく，それぞれの専門性や役割をリスペクトし，理解しようという姿勢でコミュニケーションを取ることで，患者のために靴で何ができるか，共通認識をもって対応することが重要である．

▶ **文献**

1) 島村雅徳：第 2 章 靴の構造と使用する材料．整形靴の基礎知識，第 2 版，滋慶教育科学研究所監，島村雅徳ほか編，滋慶出版，東京，10-20，2014
2) 日本産業規格：JIS S5050，革靴，1995
3) 大谷知子：百靴事典，全日本革靴工業協同組合連合会編，シューフィル C&C ネットワーク，東京，4-197，2022
4) 日本産業規格：JIS T0101，福祉関連機器用語－義肢・装具部門，2015
5) 高嶋孝倫ほか：I 靴型装具と足底装具．装具学，第 4 版，日本義肢装具学会監，飛松好子ほか編，医歯薬出版，東京，17-42，2013
6) 島村雅徳：第 8 章 3 靴底の補正とは何か．整形靴の基礎知識，第 2 版，滋慶教育科学研究所監，島村雅徳ほか編，滋慶出版，東京，85-89，2014
7) Baumgartner R, et al（島村雅徳訳）：第 7 章 靴の補正．整形靴と足部疾患，日本整形靴技術協会 IVO Japan 監訳，医学書院，東京，34-43，2017

（辻野道子）

2 靴の履きかた・選びかた

ここがポイント！

- ▶足のサイズは足長，足囲，足幅が重要！
- ▶靴には捨て寸がある！
- ▶正しく選び正しく履こう！

1 足の大きさはどのように測るのか？

「あなたの足の大きさを教えて下さい」と聞かれたら何と答えるだろうか？おそらく多くの人は「25cm」とか「27.5cm」のように答えるだろう．一般的に，足の大きさというと「25cm」といった表現をする．たとえばボーリング場やスケート場の貸し靴，貸しスケート靴は，「25cm」「26cm」と表示されている．また，子供に「足が大きくなったね？何cm？」と聞いて，期待する答えは「21cm」というような表現である．

厳密にいうと，これは足の縦方向の長さ，つまり足長（foot length）である．解剖のところでも触れたように，足は人によってさまざまな形態を取る．三次元構造であるため，幅や厚みがある．

この幅や厚みを指してウィズ（width）といい，第1中足骨頭と第5中足骨頭の距離を足幅，その部分の周径を足囲という（図1）．「あっ，販売店やビジネスシューズの靴底でEEとかEEEEとか幅のことが書いてある表示を見たことがある」と思い出した人がいるかもしれない．最近では，「この靴はEEEEで幅広です」という売り文句もよく目にする．

では，このEEEEといった表示は，何を表しているのだろうか？

2 靴のJIS規格

日本では，足幅，足囲に対応するものとしてA，B，C，D，E，EE，EEE，EEEE，F，Gというサイズがあり，それぞれの足長に対して，日本産業規格（JIS）

第3章 靴の基本

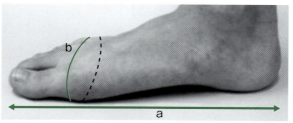
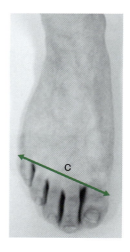

図1 足のサイズの測定方法
a：足長，b：足囲，c：足幅．

表1 靴のJIS規格　子供用

足長		B		C		D		E		EE		EEE		EEEE		F		G	
cm	mm	足囲	足幅	足囲	足幅	足囲	足幅	足囲	足幅	足囲	足幅	足囲	足幅	足囲	足幅	足囲	足幅	足囲	足幅
10.5	105	98	40	104	42	110	44	116	46	122	48	128	50	134	53	140	55	146	57
11	110	102	42	108	44	114	46	120	48	126	50	132	52	138	54	144	56	150	58
11.5	115	106	43	112	45	118	48	124	50	130	52	136	54	142	56	148	58	154	60
12	120	110	45	116	47	122	49	128	51	134	53	140	56	146	58	152	60	158	62
12.5	125	114	47	120	49	126	51	132	53	138	55	144	57	150	59	156	61	162	63
13	130	118	48	124	51	130	53	136	55	142	57	148	59	154	61	160	63	166	65
13.5	135	122	50	128	52	134	54	140	56	146	59	152	61	158	63	164	65	170	67
14	140	126	52	132	54	138	56	144	58	150	60	156	62	162	64	168	66	174	69
14.5	145	130	54	136	56	142	58	148	60	154	62	160	64	166	66	172	68	178	70
15	150	134	55	140	57	146	59	152	62	158	64	164	66	170	68	176	70	182	72
15.5	155	138	57	144	59	150	61	156	63	162	65	168	67	174	69	180	72	186	74
16	160	142	59	148	61	154	63	160	65	166	67	172	69	178	71	184	73	190	75
16.5	165	146	60	152	62	158	65	164	67	170	69	176	71	182	73	188	75	194	77
17	170	150	62	156	64	162	66	168	68	174	70	180	72	186	75	192	77	198	79
17.5	175	154	64	160	66	166	68	172	70	178	72	184	74	190	76	196	78	202	80
18	180	158	65	164	67	170	70	176	72	182	74	188	76	194	78	200	80	206	82
18.5	185	162	67	168	69	174	71	180	73	186	75	192	78	198	80	204	82	210	84
19	190	166	69	172	71	178	73	184	75	190	77	196	79	202	81	208	83	214	85
19.5	195	170	70	176	73	182	75	188	77	194	79	200	81	206	83	212	85	218	87
20	200	174	72	180	74	186	76	192	78	198	81	204	83	210	85	216	87	222	89
20.5	205	178	74	184	76	190	78	196	80	202	82	208	84	214	86	220	88	226	91
21	210	182	76	188	78	194	80	200	82	206	84	212	86	218	88	224	90	230	92
21.5	215	186	77	192	79	198	81	204	84	210	86	216	88	222	90	228	92	234	94
22	220	190	79	196	81	202	83	208	85	214	87	220	89	226	91	232	94	238	96
22.5	225	194	81	200	83	206	85	212	87	218	89	224	91	230	93	236	95	242	97
23	230	198	82	204	84	210	87	216	89	222	91	228	93	234	95	240	97	246	99
23.5	235	202	84	208	86	214	88	220	90	226	92	232	94	238	97	244	99	250	101
24	240	206	86	212	88	218	90	224	92	230	94	236	96	242	98	248	100	254	102
24.5	245	210	87	216	89	222	92	228	94	234	96	240	98	246	100	252	102	258	104
25	250	214	89	220	91	226	93	232	95	238	97	244	100	250	102	256	104	262	106
25.5	255	218	91	224	93	230	95	236	97	242	99	248	101	254	103	260	105	266	107
26	260	222	92	228	95	234	97	240	99	246	101	252	103	258	105	264	107	270	109

2 靴の履きかた・選びかた

表2 靴の JIS 規格　男性用

足長 cm	mm	A 足囲	A 足幅	B 足囲	B 足幅	C 足囲	C 足幅	D 足囲	D 足幅	E 足囲	E 足幅	EE 足囲	EE 足幅	EEE 足囲	EEE 足幅	EEEE 足囲	EEEE 足幅	F 足囲	F 足幅	G 足囲	G 足幅
20	200	189	79	195	81	201	83	207	85	213	87	219	89	225	91	231	93	237	96	243	98
20.5	205	192	81	198	83	204	85	210	87	216	89	222	91	228	93	234	95	240	97	246	99
21	210	195	82	201	84	207	86	213	88	219	90	225	92	231	94	237	96	243	98	249	100
21.5	215	198	83	204	85	210	87	216	89	222	91	228	93	234	95	240	97	246	99	252	101
22	220	201	84	207	86	213	88	219	90	225	92	231	94	237	96	243	98	249	100	255	102
22.5	225	204	85	210	87	216	89	222	92	228	94	234	96	240	98	246	100	252	102	258	104
23	230	207	87	213	89	219	91	225	93	231	95	237	97	243	99	249	101	255	103	261	105
23.5	235	210	88	216	90	222	92	228	94	234	96	240	98	246	100	252	102	258	104	264	106
24	240	213	89	219	91	225	93	231	95	237	97	243	99	249	101	255	103	261	105	267	107
24.5	245	216	90	222	92	228	94	234	96	240	98	246	100	252	103	258	105	264	107	270	109
25	250	219	92	225	94	231	96	237	98	243	100	249	102	255	104	261	106	267	108	273	110
25.5	255	222	93	228	95	234	97	240	99	246	101	252	103	258	105	264	107	270	109	276	111
26	260	225	94	231	96	237	98	243	100	249	102	255	104	261	106	267	108	273	110	279	112
26.5	265	228	95	234	97	240	99	246	101	252	103	258	105	264	107	270	109	276	111	282	114
27	270	231	96	237	99	243	101	249	103	255	105	261	107	267	109	273	111	279	113	285	115
27.5	275	234	98	240	100	246	102	252	104	258	106	264	108	270	110	276	112	282	114	288	116
28	280	237	99	243	101	249	103	255	105	261	107	267	109	273	111	279	113	285	115	291	117
28.5	285	240	100	246	102	252	104	258	106	264	108	270	110	276	112	282	114	288	116	294	118
29	290	243	101	249	103	255	105	261	107	267	110	273	112	279	114	285	116	291	118	297	120
29.5	295	246	103	252	105	258	107	264	109	270	111	276	113	282	115	288	117	294	119	300	121
30	300	249	104	255	106	261	108	267	110	273	112	279	114	285	116	291	118	297	120	303	122

表3 靴の JIS 規格　女性用

足長 cm	mm	A 足囲	A 足幅	B 足囲	B 足幅	C 足囲	C 足幅	D 足囲	D 足幅	E 足囲	E 足幅	EE 足囲	EE 足幅	EEE 足囲	EEE 足幅	EEEE 足囲	EEEE 足幅	F 足囲	F 足幅
19.5	195	183	76	189	78	195	81	201	83	207	85	213	87	219	89	225	91	231	93
20	200	186	78	192	80	198	82	204	84	210	86	216	88	222	90	228	92	234	94
20.5	205	189	79	195	81	201	83	207	85	213	87	219	89	225	91	231	93	237	96
21	210	192	80	198	82	204	84	210	86	216	88	222	91	228	93	234	95	240	97
21.5	215	195	81	201	83	207	86	213	88	219	90	225	92	231	94	237	96	243	98
22	220	198	83	204	85	210	87	216	89	222	91	228	93	234	95	240	97	246	99
22.5	225	201	84	207	86	213	88	219	90	225	92	231	94	237	96	243	99	249	101
23	230	204	85	210	87	216	89	222	91	228	94	234	96	240	98	246	100	252	102
23.5	235	207	86	213	89	219	91	225	93	231	95	237	97	243	99	249	101	255	103
24	240	210	88	216	90	222	92	228	94	234	96	240	98	246	100	252	102	258	104
24.5	245	213	89	219	91	225	93	231	95	237	97	243	99	249	101	255	104	261	106
25	250	216	90	222	92	228	94	234	96	240	99	246	101	252	103	258	105	264	107
25.5	255	219	91	225	94	231	96	237	98	243	100	249	102	255	104	261	106	267	108
26	260	222	93	228	95	234	97	240	99	246	101	252	103	258	105	264	107	270	109
26.5	265	225	94	231	96	237	98	243	100	249	102	255	104	261	107	267	109	273	111
27	270	228	95	234	97	240	99	246	102	252	104	258	106	264	108	270	110	276	112

で決められている（表1〜3）．EEは2E（ツーイー），EEEEは4E（フォーイー）などとも表記してある場合もある．これは産業分野で標準化された規格であり，足長は5mm刻み，足幅は1〜2mm刻み，足囲は子供は4mm，男性は3mm，女性も3mm刻みで大きくなる．それぞれ，男性用，女性用，子供用と定められている．

たとえば，足を測定し，足長25cm，足囲240mm，足幅99mmの女性の足に合う靴は，25cmのEサイズのものということになる．これが，同じ25cmでも，足

第3章　靴の基本

囲 258mm，足幅 105mm の女性であれば，25cm の EEEE サイズが合う靴であるということになる．したがって，靴をその長さだけで判断すると，合わない靴の方が多いのである．

3　それでも，なぜ靴が合わないのか？

「同じサイズの靴でも，A 社のは小さいのに，B 社のでは大きすぎる」という経験はないだろうか？ 国内各社が JIS 規格に則って，そのサイズの靴を生産しているのであれば，すべての 25cm，EE の靴は同じ大きさでなければならないはずである．しかし実際はそうではない．

その理由は，確かに，25cm，EE の靴を作っているけれども，そこにどれだけの余裕，つまり捨て寸をもたせるかについては，作り手の考えかたや哲学，靴の形状，機能によってまちまちだからである（図 2）．

つまり，つま先の捨て寸を 5mm とするか 7mm とするかで靴の内寸は異なる．また分厚い靴下を履くことを想定するか，薄い靴下を履くことを想定するかによってもフィットする足幅や足囲は異なってくる．もちろん，先がとがっている靴とそうでない靴といった靴の形状によっても捨て寸は異なるため，同じサイズ表示の靴がすべて同じように履けるかというとそうではないのである．

一人ひとり違う形状の足，そして同じサイズであっても，同じように作られていない現状では，自分に合う既製品の靴を購入するには「実際に履かなければわからない」のである．これは，眼鏡を一人ひとりに合わせて作るのと同様である．

こう考えると，日本の高等学校や中学校でよく見かける「学校指定靴」というものが，どれだけ日本の若者の足を痛めつけていることか，想像に難くない．クラス全員に同じ度数の眼鏡をかけさせているようなものなのだから…．

4　どのように履くのか？

前項では，「靴の基本」（p68）について解説されているが，ここでは，その靴の中に，どのように足を入れるかについて解説したい．そもそも日本人で，どのように靴を履くかという教育を施された人は少ないはずである．

靴を履くというのは，靴の中に足を固定することである．では靴の中で，どのように足が固定されるのか．

まず，ヒールカウンター（月形しん）が踵部をしっかりと収めてくれることが重要である．そのためにヒールカウンターは硬い素材でできており，これを潰す行為は靴の機能の大半を失わせる行為である．

86

2 靴の履きかた・選びかた

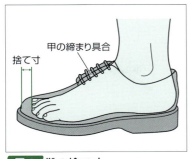

図2 靴の捨て寸

靴には余裕をもたせて作るための捨て寸がある．

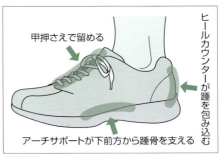

図3 3点固定

次に，アーチサポートであるが，下から踵骨を前に滑らないように支える機能がある．このヒールカウンターとアーチサポートをフィッティングさせた状態で，甲押さえの部分，つまり靴紐や面ファスナーでしっかり留めることで，足が靴に固定されるのである（図3）．

この履きかたをするためには，靴紐を緩めて足を入れ，踵をヒールカウンターに合わせる．そして靴紐を再度締めることが重要となる．靴紐をほどかずに靴の着脱をしていると，アッパーが伸びて固定性がなくなったり，踵部を強く引っ張ることで，ヒールカウンターが崩れたりする．患者の靴の紐をほどいてみた時に，1ヵ所に汚れが集中していれば一目瞭然である．

しっかりと履いた後，つま先が窮屈でないか，などのチェックを行う．その他のチェックポイントを図4に示す．

窮屈な靴を履き続けることで，爪が変形・変色を起こすこともある（図5）．

5 歩いてみよう

靴を正しく履いた後は，歩いてみる．シューズショップで靴を履いた後に歩くことは，決しておかしなことではない．靴のことがわかっているシューズショップであれば勧めてくれる．しっかり歩いて，自分の足と靴が合っているかどうかを確かめてほしい．

ところが，シューズショップで観察していると，片方の足だけを入れてみて，つま先の捨て寸を確認しただけで「うん，ちょうどいい」といってレジに向かう人も少なくない．

また，この本を読んでいるセラピストのなかにも，患者に「靴はどうしましょう？」

87

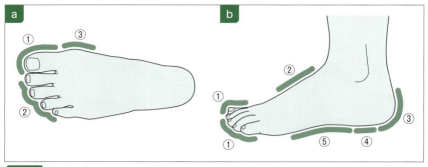

図4 靴購入時のチェックポイント
a：①母趾が圧迫されていない．②つま先が当たらない．③きつさや緩みがない．
b：①つま先が当たらない．②甲に食い込みや緩みがない．③踵に食い込みや余りがない．
　④重心が踵に落ちている．⑤アーチラインに合っている．

と聞かれた瞬間，福祉用具関連のカタログを出して一緒にカタログショッピングを楽しんでいる人もいるのではないだろうか？

現物を試し履きせずに，「じゃあ，頼んでおきますね」と業者に電話するような姿も見かける．靴は，ほとんどの場合は，履いて歩くためのものなのであり，少なくともサンプルを取り寄せて試し履きするなどしてほしい．よくいわれることだが，眼鏡を通信販売で買わないのと同じである．

> **▶ MEMO**
>
> **こんな時は？**
> 最近，スーパーマーケットやシューズショップのチェーン店などでは，特に子供用の靴の両足をタグで留めてあることが多い．管理上，仕方のないことかもしれないが，このような場合はどのようにするか，である．
> 筆者は，子供の両足に靴を履かせた後，カーフレイズをさせ，靴のボール（ジョイント）部と中足趾節（metatarsophalangeal：MTP）関節が適合するかどうかをみている．また，その際には，子供に足趾を握らないようにさせることが重要である．後足部の固定がしっかりなされていれば，後はこの部分をいかに適合させるかであるため，捨て寸でどれだけ余裕があるかについてはほとんど気にしない．それよりもボール部とMTP関節が適合していれば，歩けなくてもある程度の適合性はみることができる（図6）．
> この方法は，歩行が不安定な高齢者であっても，支えてあげた状態でつま先立ちをさせればいいので，簡単に行える方法である．

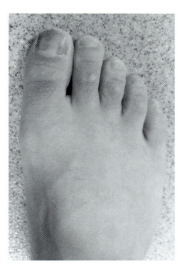

図5 圧迫の強い靴による足病変
不適切な靴を履き続けたために，母趾の爪が変色し，足趾にも胼胝がある．

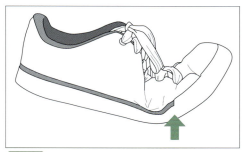

図6 ボール部でのチェック
ボール部での屈曲が，MTP関節と合致しているかどうかチェックする．

（カラー写真 p204）

6 こんな選びかたしていませんか？

1 手に持って「軽い！」
　靴は足に履くものである．軽い靴が必ずしもよいとは限らない．ある程度重さがある靴のほうが，遊脚相では慣性が働くので疲れにくいという場合がある．

2 脱ぎ履きしやすい
　着脱が容易であるということは，歩いている時に脱げやすいということも考えられる．足を入れる間口が広いために，足が靴に固定されにくくなる事態も起こりうる．

3 幅が広い
　すべての日本人が，甲高幅広なわけではない．幅が広いからよい靴なのではなく，自分に合った靴がよい靴なのである．

4 柔らかい
　柔らかすぎるアッパーは，足が靴の中で遊ぶ可能性がある．また柔らかすぎるソールは，足の機能を生かすことができないため，疲れやすくなる．

5 買うなら夕方？
　足の大きさは，朝と夕方で異なる．夕方のほうが足は大きくなるため，朝に買った靴は，夕方になると窮屈になることがある．靴は夕方に買うのが望ましい．

第3章　靴の基本

筆者からのメッセージ

科学技術の進歩によって，さまざまな機能を備えた靴が出回っている．各社が競い合うことで，われわれは，いつでも自分に合った靴を選べる環境にある．

しかしながら，多くの人が自分に合った靴を履いているとは感じていないのではないだろうか？

モノが充足している反面，それを選ぶ消費者に問題はないだろうか？

理学療法士・作業療法士は，足，靴，動作，生活を知っている職業である．選ぶ側への啓発に最も適した職業であるといっても過言ではない．

今一度，自分自身の靴の履きかた，選びかたを再考してもらうとともに，患者などの対象者に対して，靴の正しい履きかた，選びかたを伝えていただきたいと，切に願う．

（坂口　顕）

3 靴の運動学と靴による障害

ここがポイント！

▶ 靴の機能についておさらいしてみよう！
▶ なぜ踵を踏んではいけないのか？後足部は靴の命！
▶ アウトソール・インソールで制動する過回内！
▶ 足と靴の不一致が変形を招く！

1 靴の機能

　第3章-1「靴の基本」(p68)で，靴の「パーツ」「構造」「製作」について詳しく説明がなされ，モノとしての「靴」については理解が深まったのではないだろうか？モノが溢れかえり，パソコンやスマートフォンの画面をタップすればワンタッチでモノが買える時代である．自宅や通勤通学途中であっても「よいモノ」を欲しい時に手早く入手できるという利便性はもはや私たちの生活に欠かせなくなっている．

　しかしながら，靴はヒトの足で履かれ，ヒトと「動き」をともにするという特殊性がある．履いた人にフィットするだけでなく，動きのなかでその機能を発揮する．履いた人と靴が動いた時にマッチしていなければ，たとえ靴が「よいモノ」であっても，その人にとって「よいモノ」ではなくなる可能性がある．

　この項では，「動き(特に歩行)」という言葉をキーワードに，第2章-2「足の運動学」(p23)を基に，ヒトが靴を履いた時に必要な靴の機能，そしてその不一致によって生じる障害について解説する．

2 踵を踏んではいけない理由

　ひと昔前の学園ドラマなどでは，ちょっと悪ぶった生徒たちは靴の踵を踏んでおり，教師が「廊下を走るな！」か「靴の踵を踏むな！」と大声を出して注意しているシーンをよく見たものである．

　子供の頃から，「靴の踵を踏むな！」と言われてきた読者も多いのではないだろ

第3章　靴の基本

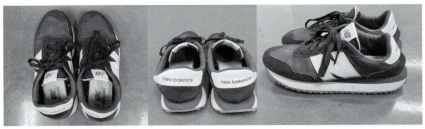

図1 踵を踏み潰された靴
ヒールカウンターは見事に潰され，後足部部分は広がり，すでに靴の機能が損われている．

うか？しかしながら，「なぜ踏んではいけないのか？」ということについて理由を説明されたことのある人はあまりいないように感じる．

漠然と「行儀悪いから」，「靴が傷むから」など色々な理由はあるだろう．どのような理由であれ，靴の踵は踏んではいけないので，条件反射のように刷り込んでいくことは必要なことかもしれない．しかしながら，靴の踵を踏む人は絶えない．写真は「踏んじゃダメなのはわかってるんですけどね」と言いながら筆者の目の前で踵を踏んでいた人の靴である（図1）．まだ購入して間もないということであるが，せっかくの靴が台無しである．最近では，動く時に踵を踏む人は少なくなったにせよ，靴の着脱の際などに踵を踏んでいる人は少なくない．医療現場で働く理学療法士でさえ，靴の踵を潰して患者の横を歩いている人を見かける．ではなぜ，踵を踏んではいけないのか，考えてみよう．

3 足の運動学を活かすための靴とは？

歩行や走行の際，足は衝撃を吸収する「ショックアブソーバー」としての役割と，地面に力を伝えるための「レバーアーム」という相反する機能を兼ね備えていることが重要である．

1 ショックアブソーバーとしての役割

ショックアブソーバーとしての役割は，歩行では初期接地（initial contact：IC）において発揮され（図2）[1, 2]，距骨下関節が回外位で接地した後，急激に回内することで，足部全体が柔軟な状態になることで確保されている（第2章-1「足の解剖」p14）．また足のトラス機構（truss mechanism）によるタイロッド（tie-rod）作用は，荷重による衝撃を足底腱膜の張力により吸収していることがよく知られている（図3）．

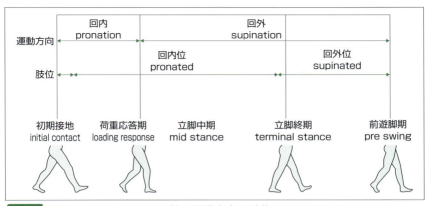

図2 立脚相における距骨下関節の運動方向と肢位
（文献1, 2を基に作図）

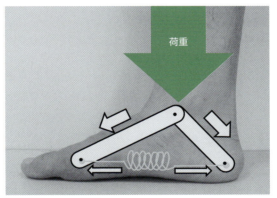

図3 トラス機構によるタイロッド作用
荷重を分散させ，足底腱膜の張力で衝撃を吸収する．

2 レバーアームとしての役割

　一方で，地面に力を伝える立脚終期 (terminal stance：TS) の後足部では，距骨下関節は回外し，足部全体の剛性を高め，地面へ力を伝達する（第2章-1「足の解剖」p14）．さらに第2章-2「足の運動学」(p23) の項で詳しく述べられているウィンドラス効果 (windlass effect) により，足底腱膜の張力が高くなり，足部の剛性が獲得される．

　靴には，これら相反する足の機能を妨げることなく，ひいてはより効率的に発揮

第3章　靴の基本

させるための機能が必要とされている.

　そのためには，まず靴の踵には後足部の機能を正しく発揮させる構造が備わっていなければならず，「ヒールカウンター（月形しん）」と呼ばれる踵をホールドさせるパーツがある（第3章-1「靴の基本」p68）. このヒールカウンターによる踵のホールドが十分になされないと，踵が靴の中で遊び，踵の動きが制動されなかったり，踵の動きと靴の動きが連動しなかったりする. たとえば踵が回内する動きをヒールカウンターが制動できずに，見かけ以上に靴の中で後足部が回内しているというような状況も起こりうる. 前述のように，後足部の動きは前足部にも影響を及ぼすため，靴や地面に対して効率よく力が伝わらなかったり，過度な内外反が生じたりして，動的なアライメントを不良にすることになる.

　したがって，ヒールカウンターは十分な硬度をもって踵をホールドすることが望まれる. 欲を言えば，踵を包み込むくらいのホールド感がある方が，その機能を十分に発揮できる. しかしながら，もし一度でも，靴の踵を踏みつけてしまい，ヒールカウンターが潰れてしまっているならば，その靴は靴としての機能を半減どころか消滅させてしまっている.

　踵は絶対に踏んではいけないのは，こういった理由からである.

　また余談ではあるが，玄関で靴を履く際に，地面に足を着けないように人の靴を踏んで行く人がいるが，やめてほしい行為である. そのような被害に合わないためには，靴は下駄箱に入れるということも習慣にしておいた方がよい.

4　アウトソールによる制動

　次に，靴の踵部分がもつ機能としては，アウトソールによる回内外の制動がある. これは接地時の衝撃がそれほど強くない歩行では問題になりにくいが，ランニングなど接地時に衝撃がかかる場面では特に問題となることが多い.

　ランニングの接地時に後足部が過回内すると，脛骨が大腿骨に対して内旋するような動きが生じることから，knee in‐toe out のような膝の内側にストレスがかかる動的アライメントを呈しやすい. さらに脛骨に対しては回旋ストレスが生じるために，シンスプリントや疲労骨折といった障害を発生させやすい（図4）. このような接地時の過回内を抑制する目的で，最近では，アウトソールの内側部分だけを硬くし，接地時に後足部内側を保持する"over pronation（過回内の人）向け"シューズなどが販売されている.

　また，長年使用している靴であれば，踵部分の摩耗が問題になることがある（図5）. 踵部分の外側の摩耗が多いが，これにより膝関節の内反モーメントが増加するというような研究もある[3]. 靴には「孫が初任給で買ってくれた靴だから」とい

94

3 靴の運動学と靴による障害

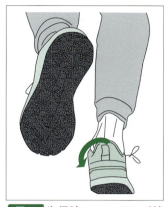 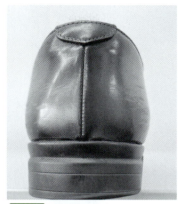

図4 歩行時やランニング時の過回内　　図5 踵外側が摩耗した靴

うような大切な思い出が詰まっている場合もあり，長く履いている人もいる．このような場合は，ヒールのみの修理やハーフソール，オールソールといった，靴底の修理を提供している店舗や，ヒール部分を靴の重量を抑えるような素材で加工してくれる店舗を紹介するというアプローチもある．

> **MEMO**
> **道路は平坦か？**
> 各都市で催されているマラソンでは，自動車用車線を走ることが多い．自動車車線は，中央が高く両端が低い「かまぼこ状」になっているため，左車線を走ると左足が，右車線を走ると右足が相対的に回内が強くなる．したがって，マラソン本番では普段は感じないストレスがかかることにも注意しておく必要がある．

5 インソールによる制動

また，knee in – toe out のような動きの原因となる足部が内側に崩れる現象にはいくつかのパターンがあるため，それを評価する必要がある．細かく評価すれば個別性があるが，大きく2つのパターンに分けられる．立位で足関節を背屈（膝を前に出しながらスクワット姿勢）させた際に，
　①舟状骨や内側楔状骨が落ち，内側縦アーチが崩れるパターン
　②踵骨から足全体を回内するパターン
の2つである（図6）．

95

第3章 靴の基本

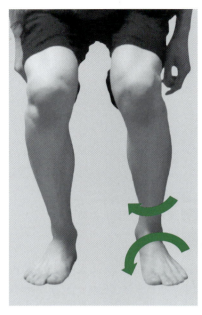

図6 knee in – toe out による脛骨へのストレス

足関節背屈に伴って舟状骨が低下し，内側縦アーチが低下する．それに伴い下腿には回旋ストレスが生じる．

　①の舟状骨や内側楔状骨が落ちてくるパターンは，多くの人が「扁平足」と呼ぶような状態で，足部の剛性が低く，副運動を評価すると，距骨と舟状骨，舟状骨と内側楔状骨の間の関節も過可動性（hypermobility）となっているため（副運動のみかたは，第2章-3「足の評価」p33），足関節背屈を代償するように，内側の足根骨を低下させる．したがって，足趾を背屈させ，ウィンドラス効果を発揮させれば足部の剛性が高くなり，安定することが多い．また，インソール（この項では足底挿板をインソールとする）で内側のアーチを保持することで，動的なアライメントが安定することが多い．

　一方，②の踵骨から足全体を回内するパターンでは，足部としての剛性は高いことが多く，足が一つの剛体となる．そして足部の剛性が高いがゆえに，タイロッド作用などを発揮できず，踵骨から足部全体が一つの塊として回内する．こういった足に対しては，踵骨を載距突起からサポートするようなインソールが必要となる．

6 ウィンドラス効果とボール（ジョイント）部

　第2章-2「足の運動学」（p23）の項で，ウィンドラス効果について詳しく説明されている．このウィンドラス効果を有効に活かすためには，「中足趾節（metatarsophalangeal:

3 靴の運動学と靴による障害

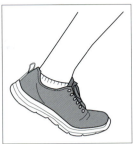

図7 靴のボール部とMTP関節の位置が合致していると，本来の足がもつウィンドラス効果が発揮される

MTP) 関節で足趾が背屈する」ということが必要である．

　靴には，ボール（ジョイント）部と呼ばれる部分があり，靴を踵とつま先部分から押した際に折れ曲がる部分である．

　歩行時には，TSでの足趾の背屈に伴って，ボール部は折れ曲がるようにできている．その動きにより，ウィンドラス効果が効率的に発揮され，地面に対して力を伝えることができるのである（図7）．

　しかしながら，ボール部とMTP関節背屈の位置がずれているとどうなるであろうか？

　足趾背屈が十分になされずに，つまりウィンドラス効果が十分に発揮されないということは，足部の剛性が十分に高まらずに蹴り出すということになる．したがって，十分に足の力が伝達されず，ロスが生じるため，効率が悪く疲れやすい動きになる．

　また，MTP関節とボール部の不一致は，蹴り出す際に接地部部分を捻る．外観的には内側あるいは外側ホイップのような現象を生じさせる．皮膚と靴の捻りの力は，胼胝の原因になるため，胼胝を見つけた時には，運動時の靴と足との不一致の可能性を考慮に入れるべきである．

> **MEMO**
> **靴はソールの硬さも重要**
> 地面に力を伝えるということでは，ソールの硬さも重要である．通常，ボール部以外ではソールが折れ曲がらないようにシャンク（踏まずしん）で補強されている．シャンクがなく，靴の中央で折れ曲がるような靴は効率よく地面に力が伝わらない．

第3章　靴の基本

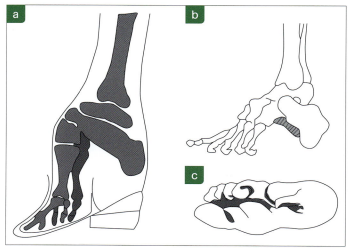

図8 纏足者の足
a：纏足によって著しく変形したX線透視図（靴を履いた時）．
b：変形した足の骨．
c：変形した足裏．
（文献4より）

7 靴と足のサイズの不一致による障害

1 足に対して小さめの靴の場合

　足に比べて「靴が小さい」というのは何か問題が起きそうだと容易に想像できるであろう．窮屈な靴が足を締め付けるため，足のもつ本来の機能を損わせる．かつて中国では，女性の足を小さくすることを目的に足を布などで緊縛する「纏足（てんそく）」が行われることがあった．起源は諸説あり，20世紀には禁止されたが，彼女たちの足は著しく変形している（図8a～c）[4]．現代では，靴によってここまで変形することは想像できないが，足を窮屈にさせることによって，足が変形するというのは理解できることである（第4章-6「足の変形・関節リウマチ」p173）．

2 足に対し大きめの靴の場合

　では，足に対して靴が大きいという問題はどうだろうか？
　足に比べて大きな靴というのは，あまり問題視しないことが多いように思われる．
　前項「靴の履きかた・選びかた」（p83）でも述べたが，日本人は，本来の足のサイズよりも，少し大きい靴を好むと言われている．「大は小を兼ねる」という言葉があったり，「自分は甲が高く，幅が広い」という誤認識をしたりしていることも原因で

98

3 靴の運動学と靴による障害

あると考えられる．そして何よりも，「日本家屋・日本文化では，屋内では靴を脱ぐ」という生活様式も，大きい靴を選択する原因になっているように考えられる．少し大きめの靴は，締め付け感が少ないうえに，靴紐などを緩めずに簡単に着脱できるというメリットがある．子供の靴では，成長を見越して大きめを買い与えることも多い．

さて，靴が大きいとどのようなデメリットがあるのであろうか？

それは，歩行や運動時に，靴の中で足が靴に固定されず，靴の中で前後に動いてしまうということである．足が固定されず靴の中で動くと，それを固定するために足趾を屈曲させる．いわゆる「趾噛み」の状態で踏ん張って常に歩いていることになる．

MTP関節と靴のボール部が合わないと，ウィンドラス効果が働かないということは先に述べた．今度は，大きい靴が原因で足趾を屈曲させることで，足趾が背屈せずにウィンドラス効果が働かないということである．このために足の剛性が高まらず，効率の悪い歩行・運動になる．また，そればかりではなく，筋活動の影響も生じる．第2章-1「足の解剖」の項で「運動軸と外在筋の走行」（p21，図12）を掲載しているのでご確認いただきたい．長母趾屈筋と長趾屈筋の足趾屈筋群は，内果の下方を走行し，足部においては回外に働く筋である．それらの筋が常に活動しているため，歩行時の荷重は外側に偏位し，外側で蹴り出す．外側で蹴り出す際に，屈曲している小趾には内反方向に力がかかるため，結果として内反小趾といった変形をきたす可能性がある．また，足角を大きくして内側に荷重していたとしても，母趾を屈曲させているために，最後の蹴り出しでは，母趾には外反方向にストレスがかかる状態になる．これは，巻き爪や外反母趾の原因となる．

いわゆる足趾の趾噛みをしている人の靴に手を入れて確認すると，インソールの先端部に足趾の跡が強く残っていることが確認できる．

足趾の趾噛みは，たとえ靴のサイズが合致していたとしても，靴紐が緩んでいて足の固定が十分である場合や，踵がしっかりとヒールカウンターに沿っていない場合，インソールと靴下が滑りやすくなっている場合などでも生じる現象である．理学療法士は，その要因を評価して指導していただきたい．

> MEMO

「浮き趾＝悪」ではない

「浮き趾（うきゆび）」はよくないという話を目にすることが多い．しかしながら，それは重心の位置などによって変わるものであるため，立った時に趾がついていないことは大きな問題とはならない．それよりも，常に足趾を屈曲させている「趾噛み」の方が，実際は問題となることが多い．

第3章　靴の基本

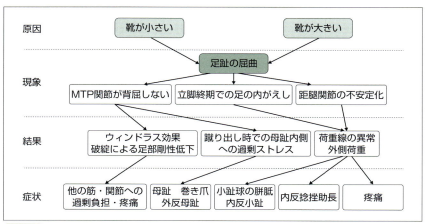

図9 靴と足のサイズの不一致による障害

> **筆者からのメッセージ**
>
> 靴と足の不一致による障害について，図9にまとめた．当然のことながら，靴側の問題だけでなく，身体機能側の問題によっても同様のことは生じる．靴側の問題であれば靴の指導を，履きかたの問題であれば履きかた（第3章-2「靴の履きかた・選びかた」p83）を，身体機能側の問題であれば足のエクササイズ（第2章-5「足のエクササイズ」p57）の項も参考にして，患者指導をしていただきたい．

▶文献

1) Seibel MO：Chapter6. 歩行周期における正常な距骨下関節の機能．Foot Function，黒木良克ほか監，入谷 誠訳，ダイナゲイト，東京，62，1996
2) Neumann DA：第14章　足関節と足部．筋骨格系のキネシオロジー，原著第3版，Andrew PDほか監訳，医歯薬出版，東京，651-707，2018
3) Chen SF, et al：Effects of Attrition Shoes on Kinematics and Kinetics of Lower Limb Joints During Walking. Front Bioeng Biotechnol 10：824297, 2022
4) 黄 紅萍：纒足についての研究．東京家政大学生活科学研究所研究報告 20：25-35，1997

（坂口　顕）

4 女性の靴

ここがポイント！

- ▶ 靴は機能面だけではなく，「おしゃれ」の一つである！
- ▶ ハイヒールの歴史・変遷を知ろう！
- ▶ ハイヒールの運動学を知ろう！
- ▶ 障害を出さないために基礎知識をつけよう！
- ▶ TPO に合わせた靴を選ぼう！

1 機能性だけでない靴

　中世において「靴」は高貴な貴族が装飾品として身に付ける「権威の象徴」でもあった．わが国では奈良時代において，皇女が身に付けるものとして絹織物に刺繍で装飾を施された「おしゃれ」な靴が履かれていたという（図1）．

　健康を重視する医療職の立場からは，靴は足の機能を十分に発揮できるいう「機能性」を重要視することが多い．これはある意味致し方ないが，過去においても現代においても靴はおしゃれの一部として「装飾性」についても重要視され，さまざまなデザインや形状の靴が考案され愛用されてきた．もちろん，男性の靴もおしゃれの要素は重要であることに間違いはないが，基本の形はさほど変化はない．しかしながら，女性の靴は，サンダルやミュール，パンプス，ブーツといったさまざまな形態のものがある．そのなかでも，特に健康について問題視されるのはパンプス等のヒールを高くほどこしたハイヒールではないだろうか？足だけでなく，立ち姿を綺麗に見せることができるハイヒールは，おしゃれで「装飾性」が高く，多くの女性が「履けるものなら履きたい靴」と感じている一品であるという．

　しかしながらその一方で，「痛い」「辛い」「疲れる」という「ハイヒール三重苦」に悩まされる女性が多く，「履けるものなら」という言葉の裏にあるのは，「この三重苦がなければ」という裏返しであるといえる[1]．

　この項では，女性の靴の代表としてハイヒールを取り上げ，ハイヒールの歴史から，ハイヒールの運動学，そして三重苦を予防するにはどのように考えるとよいか

第3章　靴の基本

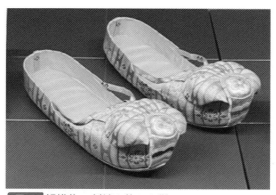

図1　絹織物に刺繍を施した靴
奈良時代に皇后や皇女に履かれていた．
（福山市松永はきもの資料館より許諾を得て撮影）

について解説する．

ただし，現代社会での多様性の観点から，女性だけが履くものでないということを理解しつつ，本項においては「女性の靴」と表現している点については，ご了承願いたい．

2　ハイヒールの歴史

ハイヒールはその名の通り，踵（ヒール）部分が高くなっている靴を指すが，その発祥はさまざまな説がある．騎馬民族が鐙（あぶみ）から靴が外れないように踵に楔状の革を付けたのが起源という説や，下水の未発達なフランスで，丈の長いスカートの裾が汚れないように靴底を厚くしたのが始まりであるという説，また，舞台役者が自分の身長を高く見せるために靴の踵を高くしたという説などがある．

ハイヒールの初期の時代といわれる17世紀から18世紀では，女性だけでなく，男性も高いヒールの靴を履いており，その理由は自らの身長を高く見せるためであった．フランス国王で「太陽王」と呼ばれたルイ14世が，自らの身長の低さを補うためにハイヒールを履いていたという絵画は有名である（図2）[2]．またその当時はヒールの付け根が太く，中ほどがくびれ，地面に向かって太くなる曲線的な形状で，「ルイヒール」という名の下に現代に引き継がれている（図3b）．

ヒールの位置も現代とは異なり，1700年代初期のハイヒールは，踵の直下にはヒールが付けられておらず，踵より少し前方の土踏まずの後方部分辺りに付けられていた（図3a）．これは，当時の靴製作の技術が未発達だったことから，シャンク（踏

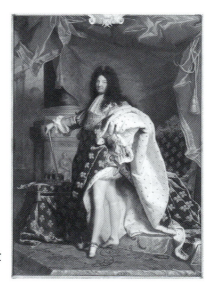

図2 ハイヒールを履いているルイ14世
(リゴー画,1701年,ルーヴル美術館蔵).

まずしん)やヒールカウンターが十分でなく強度が弱いため,ソールを補強するものであり,装飾性とともに少しでも靴の機能を補う工夫がなされていたと考えられる[3].

ハイヒールは,時代の流行とともに変化し,その時代によってヒール高は高くなったり低くなったりと変化していった.19世紀前半ではフラットヒールが好まれたため,ヒールは低くなったが,19世紀半ばになると再び高いヒールが好まれるようになった.ただ,初期のものと異なる点は,この頃になると靴を作る技術が発達し,土踏まず部分には硬い素材が用いられシャンクの機能が付与されたことから,ヒールが付けられる位置が現代のような踵部分になったことである.また,ヒール自体も耐久性に優れたスチールなどの金属が芯に使われるようになり,高く,そして細くなり,いわゆる「ピンヒール」などが登場することになる(図3c).このように,ハイヒールは流行のみならず,その時代における技術の発達をも反映しているのである.

3 ハイヒールの運動学

周知の通りハイヒールの形状はスニーカーやランニングシューズなどと異なり,履いた際には常時,足関節底屈位を取っている.それにより姿勢は変化し,ハイヒールを履くことにより,骨盤の前傾,腰椎の前弯は大きくなると予想されるが,三次元動作解析などで測定した先行研究[4]では,逆に骨盤は後傾し,腰椎前弯は小さく

第3章 靴の基本

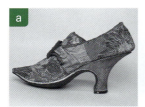 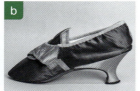 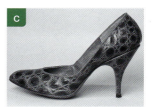

図3 時代の変遷によって変化するハイヒール
a：1700年代初期イギリス製．ヒールの位置が踵の下になく，土踏まず後方にある．
b：1700年代後期イタリア製．アッパーはシルクサテンを使い，ヒールはルイヒールが採用されている．
c：1950年代．ヒールの芯にスチールを使うことで，ヒールは細く，高くなった．ヒールの位置が踵の下方に位置する．
（福山市松永はきもの資料館よりご提供）

なるという報告もある．ハイヒール歩行では，初期接地(initial contact：IC)において，踵ではなくヒール部分が先に接地するため，ヒールロッカー，アンクルロッカー，フォアフットロッカーといわれるそれぞれの部位を回転軸として前方に重心移動していく動きが短縮あるいは省略される．そのため，ICにおいては，膝関節屈曲角度を増大させることで衝撃吸収を行っている[5,6]．

筋活動は，膝にかかわる筋に加え，ヒラメ筋が通常の歩行よりも高いといわれており[5]，自ら足関節を底屈させて爪先立ちしているわけではないが，底屈筋に負荷がかかっている．このことから，ハイヒールを綺麗に履きこなすためには，十分な筋力が必要とされることがわかる．

4 足とハイヒール

足とハイヒールの関係をみると，ミッドソール上では，足は常に下方に滑る力がかかっている．多くの場合，ヒール部分は地面に対してフラットになる方向に弯曲している形状をしているため，その部分で荷重を受け止めているが，中足骨頭部分に荷重がかかるのは否めない．ハイヒール着用において，荷重のかかる部分はこの前足部であり，底屈位かつ荷重がかかることで，前部横アーチが引き伸ばされ開張足気味になる．この荷重のかかった開張足気味のアライメントに対し，靴の先端が急激に細くなっている場合，否応なしに母趾は外反を強要され，小趾は内反方向に強要される．さらに前足部の荷重により足趾は押し込まれ，足趾の変形の原因となる（図4）．

前足部ではなくヒール部分で十分に荷重できる形状，あるいは内側縦アーチ部分

4　女性の靴

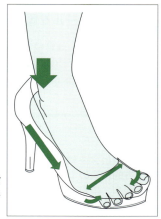

図4　ハイヒールに足を入れた図

荷重がハイヒールの傾斜によって前方への滑りとなり，中足骨頭に力がかかることで前部の横アーチが引き伸ばされる．さらにトウボックスに足が押し込まれることで母趾は外反，小趾は内反の力がかかる．

で前方に滑る力を受け止めるインソール形状で，前方に滑らない材質であれば，ハイヒールであっても中足骨頭部分での荷重を抑えることができ，足趾がトウボックス内に押し込まれていく力を軽減できる．それにより疼痛や変形が抑制できると考えられ，さまざまな検証がなされている[7]．

　それを基にハイヒール用のインソールなどが市販されているが，市販のハイヒールではインソール部分にブランド名などが印字されていることが多く，脱いだ際にそのブランド名が見えるようになっている．後付けのインソールによってそのブランド名が隠れる，あるいはインソール部分の見栄えが悪くなることを嫌う女性も少なくない．ハイヒールは脱いでもおしゃれでなければならないという心理は尊重されるべきだろう．したがって，ハイヒール購入の際には，十分に試し履きをして，筋力などの機能面と，ハイヒールの形状を十分マッチさせてから購入することをお勧めする．

5　TPOに合わせた靴の選択

　ハイヒールの選択においては「美しく歩ける靴」と「美しく魅せる靴」の2つがあることを知っておきたい．「美しく魅せる靴」は，ほとんど歩くことのないようなパーティーなどの場面で使用するには適しているが，日常履きには適していない．

　日常履きでは，歩く際に踵や甲が浮かないもので，できればストラップなどで足が靴に固定されるものの方が適している．ハイヒールは，ヒールの高さだけが問題ではなく，たとえヒールが低くても，歩く際に踵が浮いたりするものは，初心者にはあまり適していない．

第3章　靴の基本

6　ハイヒールを履くにも日頃のエクササイズを

　ハイヒールは，通常の歩行とは異なる歩行となり，身体の各所への負担も大きくなる．したがって，体幹および下肢，特に足部周囲のエクササイズは必須である（第2章-5「足のエクササイズ」p57）．

筆者からのメッセージ

セラピストは「ハイヒールは身体に悪いからやめておいた方がいい」と一方的に決めつけるのではなく，どういった足の機能があれば楽に履けるのか？，また，どのような靴であれば楽に動けるのか？を考え，おしゃれの一つとして靴を楽しめる方法を考えていただきたい．

▶**文献**

1) マダム由美子：ハイヒールの素晴らしさについて～予防医学に通じる「歩き方」と「靴の履き方」の重要性について～．靴の医学 32：105-115，2019

2) Rigaud H：Louis XIV（1638-1715），roi de France. 1701, Musée du Louvre, https://collections.louvre.fr/en/ark:/53355/cl010066115（2024年8月9日閲覧）

3) 市田京子：靴の歴史～ヒールの変遷から～．かわとはきもの 154：10-13，2010

4) Snow RE, et al：High heeled shoes: their effect on center of mass position, posture, three-dimensional kinematics, rearfoot motion, and ground reaction forces. Arch Phys Med Rehabil 75：568-576, 1994

5) 伊藤　忠ほか：ハイヒール歩行時の踵接地―立脚中期における膝関節角度の変化．国立大学法人リハビリテーションコ・メディカル学術大会誌 32：41-45，2011

6) Simonsen EB, et al：Walking on high heels changes muscle activity and the dynamics of human walking significantly. J Appl Biomech 28：20-28, 2012

7) 大場裕之ほか：ハイヒール用インソールが前足部荷重圧および運動機能に及ぼす影響．ヘルスプロモーション理学療法研究 3：113-117，2013

（坂口　顕）

5 一般的な足底挿板の考えかた

> **ここがポイント！**
> - 足底挿板の構造と機能を理解しよう！
> - 疾患を診て足底挿板をデザインしよう！
> - 足底挿板を使用する際には靴にも注目しよう！

1 足底挿板とは

　足底挿板とは靴の中に挿入する装具で，そのほかにも足底装具，靴インサート，中敷，アインラーゲン，インソールなどと呼ばれる．装具自体にベルトが付き足部に固定できるものと，靴に挿入し使用するものがある．

　歩行する際など床からの反力は靴，足底挿板，足の順に伝わる．このことから足底挿板は靴と足のインターフェースであり，足底挿板の形状は足に力学的な影響を及ぼすことが容易に想像できる．

　足底挿板は足部障害，膝関節の障害，脚長差などに用いられることが多く，また，糖尿病患者では，足病変による下肢切断を回避するというフットケアの観点からも足底挿板は重要な役割を担う．

　現在では，量販店やインターネットなどで多種多様な足底挿板を一般の方が購入できるようになった．しかしながら，足部の形状のみならず，関節の動きなどは複雑であるため，誤った選択をし，身体に悪影響を及ぼす可能性もある．したがって，足底挿板を選択あるいは製作する際は，解剖学や運動学などを熟知した理学療法士や義肢装具士などの専門家によってなされるべきである．

2 足底挿板の構成要素と機能

　足底挿板は表面材，クッション材，ベース材，底材を積層し製作される．そのなかでもベース材が患者の足の石膏モデルに合わせて製作される（図1）[1]．

　また，機能としてアーチサポート，内側楔・外側楔による荷重線の移動，補高，

第3章 靴の基本

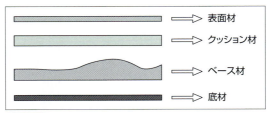

図1 足底挿板の構造
(文献1より)

表1 足底挿板の素材と特徴

	メリット	デメリット
ethylen-vinyl acetate (EVA 樹脂)※	・障害部位をくり抜くことで除圧が容易 ・硬度を調整することで圧分散が容易	・厚みがあり靴との適合は難しい ・へたることでクッション性が損なわれる
ポリプロピレンなどの硬い素材	・薄く製作することで靴との適合性が比較的よい ・硬度や厚みを変え，撓ませることで角速度のコントロールが可能	・「プラスチックは硬そう」といったイメージにより受け入れが悪い

※ EVA 樹脂：靴のアウトソールやビーチサンダルなどに用いられる素材

除圧，運動制限がある．足底挿板の形状や素材（表1）を変えることで機能が変化する．

1 アーチサポート

足のアーチは，①内側縦アーチ，②外側縦アーチ，③横アーチの3つのアーチからなり，それぞれの変形の防止を行う（図2）．

①内側縦アーチサポート：アーチの頂点を載距突起から舟状骨の間に位置させ，内側縦アーチの低下に対して効果をもつ．

②外側縦アーチサポート：第5中足骨，立方骨，踵骨から構成される外側縦アーチを支持する．

③メタタルザルサポート（横アーチのサポート）：中足骨骨頭の近位より立ち上がる形状とし横アーチを支持する．

2 内側楔・外側楔

内側楔や外側楔は荷重線の補正に用いられる．外側楔（図3）では，前額面において荷重線を膝関節中心に近づけることで，膝関節内転モーメントが減少すると考えられており，ラテラルスラスト（lateral thrust）の抑制を主な目的としている．

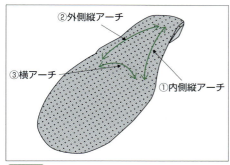

図2 アーチサポート

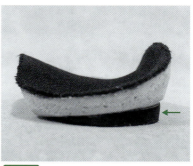

図3 外側楔

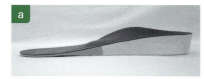
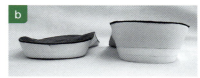

図4 補高
a：側面，b：後面．
（文献1より．写真提供：株式会社澤村義肢製作所）

内側楔は「内側ウェッジ」や「メディアルウェッジ」，また，外側楔は「外側ウェッジ」や「ラテラルウェッジ」とも呼ばれる．

3 補高
脚長差を補う際に用いる（図4）[1]．

4 除圧
足底全体の接触面積を増やし圧分散を図ることが基本となる．胼胝や潰瘍などの圧集中による障害部位では，その部位をくり抜きクッション材などに置き換えることで，部分的な除圧が可能となる（図5）．クッション材が薄すぎる場合では，荷重した際に底付きする可能性があるため注意が必要である．

5 運動制限
通常，足底挿板は歩行時のことを考え中足趾節（metatarsophalangeal：MTP）関節の運動を妨げないように製作するが，ポリプロピレンなどの硬い素材を足先まで伸ばすことで，歩行時のMTP関節の伸展を制限することができる（図6）．

第3章 靴の基本

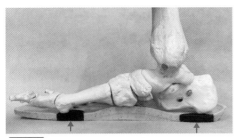

図5 中足骨骨頭部や踵骨部をくり抜きクッション材を補填した足底挿板の断面

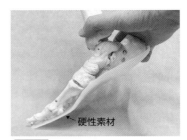

図6 硬い素材の足先までの延長による MTP 関節伸展制限

ベース材をポリプロピレンなどのプラスチックを使用し足先までトリミングを延長.

3 足底挿板を屋内で使用する場合

　足底挿板は一般的に靴に挿入し使用するため必然的に屋外用となるが，室内用足底挿板は屋内外のどちらでも使用したい場合や，屋内での活動が多く外出頻度が少ない患者に用いる．わが国では屋内で靴を脱ぐ習慣があるため，装具の仕様を考慮する必要がある．その際は足の甲で止めることができるストラップを付け，足底挿板を足に直接装着できる仕様に変更することがある (図7)[1]．しかし，靴を履く際に足底挿板の足の甲のストラップが，靴とのフィッテングを阻害する要因ともなるため，足囲の周径が調整可能な靴紐やストラップ付きの靴などを選択する必要がある．

　足底挿板にストラップが装着できない場合などは，足底挿板が挿入可能なスリッパも販売されている (図8)．しかし，足底挿板はオーダーメイドであるため，アーチサポートや外側楔などの各パーツが足に対して適切な位置にあることが前提となる．すなわち，スリッパの場合には踵骨が保持できず，それらがずれ，効果が低くなることがあるため注意が必要である．

　片側のみの疾患の際は，足底挿板も片側のみの保険適応となるため，足に直接装着するタイプを屋内で使用する場合は脚長差が生じてしまう．そのため足底挿板が脱着可能なスリッパなどを併用し補正することも可能である (図8)．

4 足底挿板が使用される代表的な疾患と足底挿板による装具療法

　疾患の詳細については第2章-4「足の変形と疾患」(p49) も参照のこと．

5 一般的な足底挿板の考えかた

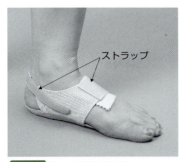

図7 室内用足底挿板
(文献1より．写真提供：株式会社澤村義肢製作所)

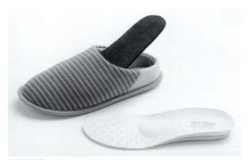

図8 足底挿板に対応したスリッパ
あゆみチャルパーⅡ®(徳武産業株式会社製)．
(写真提供：徳武産業株式会社)

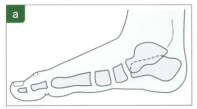

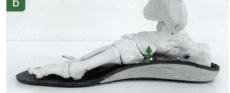

図9 扁平足に対する足底挿板
a：扁平足，b：内側縦アーチのサポート．
(a：文献1より)

1 扁平足

後脛骨筋機能不全などにより，足の内側縦アーチが低下した状態である．アーチサポートでアーチの頂点を載距突起から舟状骨に位置させ内側縦アーチを支持する(図9)[1]．

2 開張足と胼胝

横アーチの低下をメタタルザルサポートを用いて支持する(図10)[1]．胼胝(図11)[1]を形成した際に部分的な除圧が必要な場合は中足骨骨頭部をクッション材に変更してもよい(図12)．

3 凹足

足底挿板の使用については諸説あるが，目的としては足部全体の荷重の分散であり，特に中足骨骨頭の免荷である．メタタルザルサポートで中足骨骨頭を免荷するのは可能であるが，アーチサポートではさらに凹足を押し上げてしまうため，内側縦アーチの形状は長軸方向に少し長くする(図13)[2]．

第3章　靴の基本

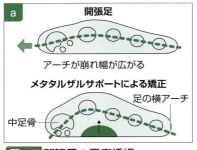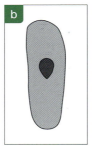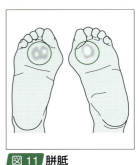

図10 開張足の足底挿板
a：開帳足に対するメタタルザルサポートのイメージ．
b：メタタルザルサポート．
（a：文献1より許諾を得て改変）

図11 胼胝
（文献1より）

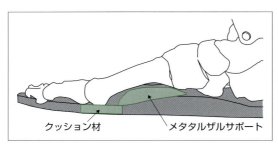

図12 胼胝形成に対するメタタルザルサポートとクッション材の使用例（足底挿板の断面図）

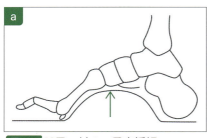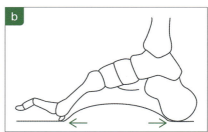

図13 凹足に対する足底挿板
a：アーチサポートでは内側縦アーチを押し上げてしまう．
b：内側縦アーチを縦ではなく長軸方向に長くする．
（文献2を基に作図）

4 変形性膝関節症

　内側型変形性膝関節症では外側楔を用いることで踵骨の外反が増加，さらに脛骨が直立化し，膝関節内転モーメントが減少することが報告されている[3]（図14）．

112

5　一般的な足底挿板の考えかた

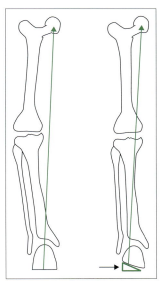

図14 変形性膝関節症の足底挿板による荷重線の補正

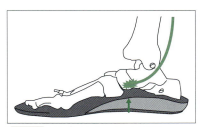

図15 外脛骨障害の足底挿板

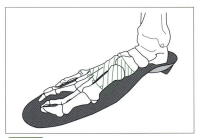

図16 外反母趾の足底挿板
アーチサポートで足部のアライメントを矯正．MTP関節近位の部分を靴で締める．

5 外脛骨障害

舟状骨には後脛骨筋が停止しており，運動時に舟状骨が低下することで，後脛骨筋に負担がかかり痛みが生じやすい．したがって，アーチサポートで足部アライメントの変形を防止する（図15）．

6 外反母趾

内側縦アーチの低下や開張足を呈することが多く，内外側アーチサポートやメタタルザルサポートを用いてアーチを支持する．足底挿板のみでの対応は難しく，紐靴を使用しMTP関節近位（足部のウエスト部分）を締めることで疼痛や症状の進行の軽減が期待できる（図16）．

7 足底筋膜炎（踵骨棘）（図17）[1]

足底筋膜の伸長ストレスを軽減するため，内側縦アーチや外側縦アーチを支持する．また，踵骨棘を呈する患者には，足底挿板の踵をくり抜き，そこにクッション材などを入れ分圧を行う（図5）．

8 第1Köhler病

舟状骨の無腐性骨壊死．歩行時に足の甲や内側縦アーチに疼痛を訴えることがあり，アーチサポートにより舟状骨の沈降を防止する（図18）[1]．

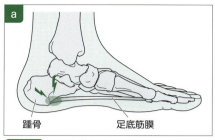
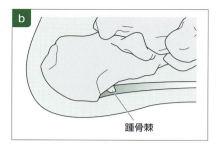

図 17 足底筋膜炎（踵骨棘）
（文献 1 より）

9 第 2Köhler 病（Freiberg 病）

第 2 中足骨骨頭の無腐性骨壊死．メタタルザルサポートにより横アーチの支持や中足骨骨頭部の免荷を行う（図 19）[1]．歩行時の MTP 関節伸展を制限したい時には，硬い素材を足先まで延長することがある（図 6）．

10 中足骨骨折

アーチサポートにより骨アライメントを矯正し整復位を保つ．歩行時の MTP 関節伸展を制限したい時には，硬い素材を足先まで延長することがある（図 6）．また，足底挿板を屋内で装着することも考慮し，装具自体にストラップを装着することや，足底挿板を挿入できるスリッパを使用することも重要である（図 8）．

11 踵骨骨折

アーチサポートにより踵骨の免荷を目的とする．足底挿板の踵部をくり抜きクッション材に変えることで痛みが緩和される場合がある（図 5）．

12 脚長差

左右の足の長さが異なる状態（図 20）[1]．1 〜 1.5cm 程度であれば，足底挿板（図 4）での補高が可能であるが，それ以上の高さに行うと，靴を履いた際に踵の被りが浅くなる．それ以上の補高が必要な場合は，足底挿板とアウトソールの両方で行う．

6 足底挿板と靴の適合

患者に装着する前に足底挿板と靴の適合を確認するべきである（図 21）[1]．まず，ハイヒールや一部の革靴など，踵が高いものやウエスト部の周径が調整できないものは，足底挿板を挿入するのに適していない．足底挿板を挿入した際には中底と足底挿板の形状が一致していることを確認する必要があるが，足先の形状については多少の隙間が生じても足底挿板から患者の足がはみ出ていなければ大きな問題にはならない．特に靴の内側が足底挿板により出っ張っている場合は，靴紐で締めた場

5 一般的な足底挿板の考えかた

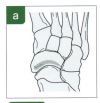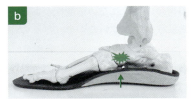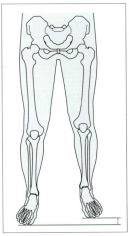

図18 第1Köhler病に対する足底挿板
a：第1Köhler病．
b：アーチサポートによる分圧．
（a：文献1より）

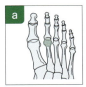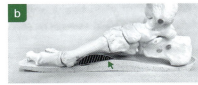

図20 脚長差
（文献1より）

図19 第2Köhler病に対する足底挿板
a：第2Köhler病．
b：メタタルザルアーチサポートによる中足骨骨頭の免荷（足底挿板は断面図）．
（a：文献1より）

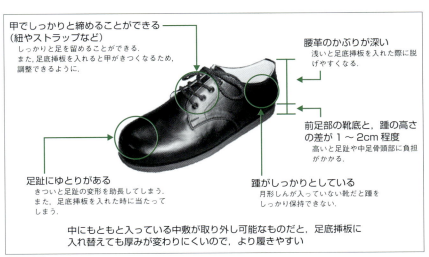

甲でしっかりと締めることができる
（紐やストラップなど）
　しっかりと足を留めることができる．
　また，足底挿板を入れると甲がきつくなるため，
　調整できるように．

腰革のかぶりが深い
　浅いと足底挿板を入れた際に脱
　げやすくなる．

前足部の靴底と，踵の高さ
の差が1～2cm程度
　高いと足趾や中足骨頭部に負担
　がかかる．

足趾にゆとりがある
　きついと足趾の変形を助長してしまう．
　また，足底挿板を入れた時に当たって
　しまう．

踵がしっかりとしている
　月形しんが入っていない靴だと踵を
　しっかり保持できない．

中にもともと入っている中敷が取り外し可能なものだと，足底挿板に
入れ替えても厚みが変わりにくいので，より履きやすい

図21 足底挿板を入れる靴の推奨条件
（文献1より．写真提供：株式会社澤村義肢製作所）

第3章　靴の基本

合でも効果的にウエストの周径が調整されない可能性がある．足底挿板を挿入した靴を履いた際には，踵骨が靴に収納されているかや，足趾の締め付けの有無などにも注意する必要がある．

> MEMO

足底挿板挿入に推奨される靴の条件
- 靴紐やストラップで周径を調整できるもの．
- もともと中敷が入っており，代わりに足底挿板を挿入しても靴に踵骨が収納できるもの．
- 月形しんが入っているもの．
- 前足部と踵の差高が 1 ～ 2cm 程度のもの．

筆者からのメッセージ

同じ病名でも患者により，足部，足関節，膝関節などはさまざまな状態を呈しているため，その患者個人を評価し足底挿板をデザインする必要がある．また足底挿板を挿入し靴を履く前に，靴とのフィッテングも確認すべきである．靴や足底挿板の選定に関しては，ぜひ義肢装具士に相談していただきたい．そして，靴と足底挿板の機能を最大限に活かし治療に役立てていただきたい．

▶ **文献**

1) 岸田典彦：5 一般的な足底挿板の考えかた．理学療法士のための足と靴のみかた，坂口　顕編，文光堂，東京，107-116，2013
2) René Baumgartner R, et al（島村雅徳訳）：足装具治療．整形靴と足部疾患，日本整形靴技術協会 IVO Japan 監訳，医学書院，東京，255，2017
3) Yasuda K, et al：The mechanics of treatment of the osteoarthritic knee with a wedged insole. Clin Orthop Relat Res 215：162-172, 1987

（山本悟士）

6 靴下の基本

ここがポイント！

- ▶ 靴下の役割はなんだろう？
- ▶ 素材が決め手！靴下のスタティックな機能
- ▶ 動きを変える？靴下のダイナミックな機能
- ▶ 障害予防ツールとしての靴下の可能性！

1 靴下の役割

　一昔前は「素足にローファー」というようなファッションが流行った時期もあったが，靴を履いた生活では靴下は必須アイテムといえる．また靴を履かない屋内においても，多くの人が靴下を履いて生活しているのではないだろうか？常に身に付けていることの多いアイテムにもかかわらず，リハビリテーション医療のなかでは，靴下そのものよりも「靴下の着脱」などの動作方法の方が問題となることが多い．

　しかしながら，糖尿病のフットケアなどにおいて，靴下は重要な要素であることは想像に難くない．そして，靴下は日常生活やスポーツ活動に至るまでさまざまなシーンで工夫できるアイテムであることをここでは取り上げたい．特に，従来の機能に加え，近年ではプラスアルファの機能をもった靴下なども登場しており，足と靴を語るうえでは欠かせない存在になっている．

　さて，靴下は，どのような機能をもっているのだろうか？表1に靴下のもつ機能をスタティックな機能とダイナミックな機能に分けて記載した．

　スタティックな機能としての①〜⑦は，靴下そのものに求められる機能であり，材質だけでなく厚みや編み込み方法などによっても規定される．一方，⑧〜⑬のダイナミックな機能は，靴下を履いて動いた際の機能である．これ以外にも，サッカーやホッケー競技のように，ソックスの中にレガースを入れることで，選手のけがの予防を図っている場合もある．さらにタイツにまで目を向けると，股関節や膝関節のサポート機能まで搭載されているものがあるが，この項では靴下だけに着目する．

第3章　靴の基本

表 1 靴下の機能	
スタティックな機能	ダイナミックな機能
①保温性	⑧緩衝作用
②通気性	⑨皮膚剪断力の軽減
③吸汗性（吸水性）	⑩パワーロスを軽減
④速乾性	⑪下腿の圧迫による浮腫の予防や疲労軽減効果
⑤抗菌性	⑫障害予防
⑥ファッション性	⑬パフォーマンスの向上
⑦足の保護	

2 スタティックな機能

　前述のように，表1の①～⑦のようなスタティックな機能は，靴下を履くことで得られる機能である．ただし，これらの機能は運動した際にも影響し，足にダメージを生じさせることがある．

　保温性・吸汗性は，素材そのものの機能に由来する．たとえばウールと合成繊維のアクリルは，保温性は非常に優れているものの，アクリルは吸汗性がなく，靴下の中で足が湿りやすい．表2に素材による特徴をまとめた．実際には，すべてその素材100％ではなく，綿70％，ポリエステル30％など混紡していることが多い．また，靴下だけの着用と，靴下着用下での靴着用では異なる．

　スタティックな機能のなかでも吸汗機能は重要で，活動すると足では多量の発汗があり，特に趾間で著しい．吸汗性・通気性が乏しいと，靴下の中で水分が蓄積することから蒸れが生じ，皮膚がふやけた状態となる．そのような状態の皮膚に対して，運動による摩擦や剪断といった力学的ストレスがかかると，皮膚に損傷が生じやすくなる．最近では化学繊維を使ったものであっても，さまざまな技術を駆使し，吸水性や速乾性に優れた商品が市販されている．吸水性に優れているがゆえに，速乾性に劣る場合もあることから，用途によって何を優先するか考える必要がある．

　人体の手足皮膚温は環境気温に支配され，特に外気温が20℃以下に低下すると足の皮膚温は急激に低下し，一方31℃以上では手足の皮膚温は上昇する．したがって，靴下に求められる機能は低温下では保温性，高温下では通気性となる．

　保温性は素材によって異なる（表2）が，生地が厚くなることや，滑りやすい生地が使われている点には大きな注意が必要である．自験例において，市販されているポリエステル・ポリウレタン製のフワフワで滑りやすい靴下装着下では，足を踏み出す際に，滑らないように股関節や膝関節を屈曲させて真上から接地していたり，接地の時間を長くするように身体をコントロールしたりしていた．つまり，滑りやすい生地の靴下を屋内で履くためには，通常より高度の身体制御が要求されるとい

118

6　靴下の基本

表2 素材による特徴		
素材	メリット	デメリット
ウール（羊毛）	・保温性に優れる ・速乾性がある ・蒸れにくい ・冬暖かく夏涼しい ・抗菌防臭効果がある	・アルカリに弱い ・摩擦に弱い（擦れると毛が固まる） ・熱に弱い
コットン（綿）	・肌触りがよい ・通気性がある ・熱に強い ・保湿性がある ・耐久性がある（洗濯に強い）	・乾きにくい ・シワになりやすい
シルク（絹）	・吸湿性に優れる ・放湿性に優れる ・抗菌効果がある ・紫外線を吸収する	・耐久性が低い（摩耗に弱い） ・熱に弱い ・紫外線で変色する
ポリエステル（合成繊維）	・強度が高い ・摩耗に非常に強い ・弾力性がある ・速乾性がある	・染色しにくい
アクリル（合成繊維）	・強度が高い ・保湿性に優れている ・カビや害虫に強い	・吸汗性が低い ・高温に弱い ・静電気が起きやすい
ナイロン（合成繊維）	・耐久性に優れる ・色褪せしない ・薄く肌触りがよい	・伸縮性があまりない

うことであり，身体機能が低下した高齢者などは，転倒のリスクが高くなる可能性があると考えられる．

　運動時では，接触部の空気が喚起されるため，動いている間は温度は低下する（ベンチレーション効果）．しかしながら運動終了後は趾間を中心に温度，湿度が高くなる．通気性に関しては，素材だけではなく，編み込みの目の荒さによっても変わる．運動中の蒸れの防止を目的に，部分的に編み目を荒くした製品がランニング用として市販されており，用途によって選択する必要がある（図1b）．

　また，水分が多く蒸れている状態は，菌の発生，増殖を促進する．足は白癬などに感染しやすく，爪白癬などは難治性でなかなか改善しない．島田は，ウールは付着した白癬などの菌を発育させてしまうこと，綿やナイロン，ポリエステルと麻の混合では，付着した菌を3ヵ月以上も生存させる能力があることを報告している[1]．さらに，足の白癬は家族内感染などが生じやすい．渡辺らは，ナイロンストッキン

第3章 靴の基本

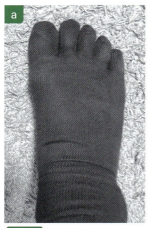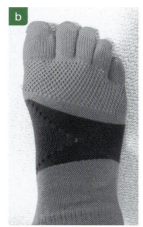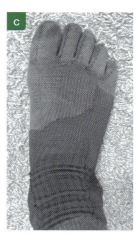

図1 五本指に分かれた靴下
a：通常の五本指靴下（フィンガーソックス，株式会社ユニクロ製）．
b：ランニング用として市販されている足背部の編み込みを荒くして通気性をよくした五本指靴下（レーシングラン五本指ソックス，タビオ株式会社製）．
c：編み込みの強さで内反方向への制動機能を有する機能的フットサポーター（Activital® PRO ファイブ，株式会社グッズマン製）．

グや綿は編み目が大きいため，足底から菌が通過しやすいことを報告している[2]．爪白癬などに感染し，肥厚した爪や皮膚の疾患が歩きにくさなどに通じることも少なくないため，感染症は予防が第一である．当然であるが，診療の際にも，十分な消毒に加えて手洗いが必要となる．

3 ダイナミックな機能

1 摩擦力・剪断力と水疱形成

運動時，足には摩擦というストレスがかかり，靴と皮膚の間には剪断力がかかる．靴下にはこの剪断力を軽減するという大きな役割がある．特に反復する剪断力による水疱形成は，胼胝形成，疼痛の助長，運動パフォーマンスの低下，疼痛を回避するための運動パターンの変化を及ぼすとともに，ひいては運動器系の障害にまで発展することがある．水疱形成の起こる割合については，活動様式によってさまざまな報告があり，イラク戦争での兵士では33%程度で発生し[3]，長距離を走るウルトラマラソンの出場者の全員で水疱が形成されたとの報告もある[4]．トレーニングをしている人とそうでない人でも皮膚の適応が異なり，活動量の多い人のほうが水

疱形成率は低い．また，喫煙者では水疱形成率が高くなるという報告もある[5]．また，水疱形成には剪断力のみではなく，発汗による蒸れなど，さまざまな因子が関与する．たとえば，分厚い靴下を履くと剪断力は軽減されるが，通気性は低下するなど靴下のもつ機能が相反するため，その個人の状態，活動様式に合わせて選択することが必要となる．

2 靴下の形状

日本では下駄や草履を履く文化があったため，親指（趾）のみ分かれた「足袋」が履かれていたが，靴文化が入ってきてからは指（趾）の分かれていない靴下が現代に至るまで一般的である．

しかしながら，全体の割合に比べると少ないものの，5本指（趾）に分かれた靴下（以下，五本指靴下）が販売されている（図1）．足趾間では，運動などによって多量の発汗が生じるが，五本指靴下はそれら一つひとつの指（趾）で吸汗できるというスタティックな機能がある．これにより，履き心地がよいと感じる使用者も多い．一方で，着脱する際に五本指靴下は手間がかかるため，敬遠する人も多いのは事実である．

五本指靴下が運動に与える影響という報告はほとんどないが，重心動揺計を用いた静的安定性の研究では，五本指靴下が安定性に寄与するという報告がある[6]．この報告で使用された靴下は，足底面にラバーグリップのある五本指靴下であるため，それによる効果も追加されている．

自験例では，垂直跳びにおいて五本指靴下と通常の靴下着用では，跳躍高には差がないが，ジャンプ時に前後方向の動揺が減少するという変化がみられた．単発のジャンプ動作というパフォーマンスだけではなく，長時間反復する活動であれば，疲労の蓄積などに影響が出る可能性もあるので，今後の研究の発展を期待したい．

3 グリップ力とパフォーマンス

近年では，足底に滑り止めのラバーグリップのある靴下が各社から市販されている．靴との適合性を高めて靴の中の滑りを抑えることでパワーロスを抑え，力の伝達を最大限に引き出す目的であると考えられる．事実，スポーツ動作のなかで頻繁に行われるカットインなどの方向転換の時間が減少することが報告されており[4]，ラバーを付ける位置や材質，グリップ力など今後もさまざまなグリップソックスが開発されることが考えられる．

4 障害予防ツールとしての靴下

近年では，靴下の織り込みに一定のテンションを与えて，足の機能を補助するような靴下が開発されている．一つは高齢者用で，足関節あるいは足趾の背屈方向に

第3章　靴の基本

テンションを与えることで，「つまずき防止」として開発されている．高齢者を対象としているため，履き口のゴムは緩めにして履きやすさを重視するなどの工夫がなされている．

　もう一つは，スポーツ選手などを対象にしたもので，足の外反方向にテンションを加えることで，内反捻挫を予防しようというものである．スポーツに特化し，全体的なテンションも強いため，靴下というよりは「サポーター」という感覚で開発されている（図1c）．足関節内反捻挫の既往のある中学生サッカー選手を対象とした調査では，捻挫既往のない選手に比べて，長短腓骨筋の筋力が低下していることが報告されている[7]．自験例においては，通常の靴下に比べて，サイドステップからの切り返し時に働く腓骨筋群の筋活動が低くなるという変化が生じていた．切り返し時間等に変化がないことから，フットサポーターの張力によって筋活動を補い，予防できる機能があると同時に，捻挫既往のない者にとっては，疲労の軽減などによる障害予防にもつながるのではないかと考えられる．

筆者からのメッセージ

この項目では，従来，リハビリテーションに携わる医療者があまり重要視してこなかった靴下を取り上げた．これからも多くの機能をもった靴下が開発されるものと考えられ，セラピストも素材や機能といったさまざまな知識をもって対象者に向き合う必要性が出てくるものと考えられる．

▶**文献**

1) 島田勝彦：靴下布地における白癬菌の発育に関する研究．真菌誌 9：53-70，1968
2) 渡辺京子ほか：皮膚糸状菌の足底への付着に対する靴下の予防効果の検討．真菌誌 41：183-186，2000
3) Brennan FH Jr, et al：Blisters on the battlefield: the prevalence of and factors associated with foot friction blisters during Operation Iraqi Freedom I. Mil Med 177：157-162, 2012
4) Apps C, et al：Grip socks improve slalom course performance and reduce in-shoe foot displacement of the forefoot in male and female sports players. J Sports Sci 40：1351-1359, 2022
5) Reynolds KL, et al：Injuries and risk factors in a 100-mile (161-km) infantry road march. Prev Med 28：167-173, 1999
6) Shinohara J, et al：Effects of five-toed socks with multiple rubber bits on the foot sole on static postural control in healthy young adults. J Phys Fitness Sports Med 2：135-141, 2013
7) 楠原悠生ほか：中学生男子サッカー選手の足関節捻挫既往者における下肢筋力および，足関節機能の特徴．日臨スポーツ医会誌 30：70-76，2022

（坂口　顕）

column

フットサポーターの開発とマーケティング

　このコラムでは，モノが「商品」としてどのように世の中に広まっていくのかという医療者には馴染みの少ないマーケティングの観点から，発売から6年間で100万人に愛用されるフットサポーター（図1）を開発し，販売している株式会社グッズマンの寺西社長に話を伺った.

―まず，御社のフットサポーターを開発・販売するきっかけを教えてください
寺西（以下敬称略）：私自身のけががきっかけです. 当時，シニアサッカーの京都代表としてプレーしており日本一を目指していたのですが，三角靱帯を断裂し，腫れや痛みでプレーできなくなりました. 断裂した三角靱帯が内果の下でぐるりと回転して鬼のツノのように突出してしまい，痛みでサッカーができなくなるという事態になりました. その後, スポーツを専門とする整形外科医の診察を受けた際に「手術しても機能しない」と言われ，次の3つを指導されました.

　①トレーニングで下腿，足部の筋を強化すること
　②プレー後は必ずアイシングで冷やすこと
　③プレーする際に自分に合う足首の道具（サポーターなど）を見つけること
　その日から，①②を始めたのですが，③については，サポーター，テーピング，バンテージなどあらゆる製品を取り寄せて使ってみたものの，これだけは満足いくものがありませんでした.

　そんな時に，奇跡的に弊社に持ち込まれた新開発品を目にしました. すでに国内特許も取得され，着用するだけで「捻挫予防の効果」と「足首保護」をかなえるというまったく新しいコンセプトの製品でした. 早速，試作品を試してみたところ，不自由なく，しかも痛みなくプレーできたというのが，そもそものきっかけです.

―自身の経験がきっかけということですね. どのような特徴があったのでしょうか？また試作品はそのまま市場に投入されたのでしょうか？
寺西：製品化するプロジェクトを立ち上げてブラッシュアップしていきました. 次の5つの機能をもっています.

　①強い圧でのサポート：圧が強いだけでは血行障害などが生じますので，適度な
　　圧を設計しています.
　②内反捻挫を予防する特許取得のテーピング編み：足部の内反を強力な外ハネ編
　　みにより防ぐという特殊な編み込みをしています.

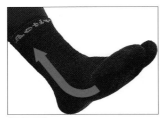

図1 捻挫予防フットサポーター(Activital® PRO, 株式会社グッズマン製)

外ハネ編みという特殊な編み込みをして，内反方向の制動を実現している．

③背屈をサポートする足なりの形状：靴下そのものが足関節背屈の形状となる立体形状の編み込みをしています．
④親指を独立させた足袋型の形状：親指を独立させて使いやすくした日本では古くからある形状で，それにより親指が独立して機能します．結果として足部アーチの機能も効果的に発揮できます．
⑤足裏の解剖学グリップ：足とシューズを一体化して足のチカラをしっかり地面へ伝えるためにさらに追加した機能で，私たちはゴリラグリップと呼んでいます．さらに運動時の足の運びに連動するように，足裏の筋肉や筋膜・腱膜に沿った解剖学的なデザインにしました．

―スポーツ選手たちが好んで使っていますが，履いた感想はどのようなものですか？
寺西：本品を履いた選手たちは，まず足首の安定感とグリップによる動きの強度が向上したことを体感されるようです．そしてプレー後や翌朝の疲労感の軽減を実感したと報告してくれます．1ヵ月から半年ほど経つと，捻挫などのけがをしなくなったことや，テーピングが不要になったこと，プレー精度の向上やゲーム終盤でも疲れが出にくくなったことなどの変化を得たと連絡をくれます．使用した選手が実感してくれることがとても嬉しいですね．

―私たち医療者は，「よいモノだから売れる」と思いがちですが，必ずしもそうではなく，世の中で広まるためには，世の中に広めるための戦略が必要と感じています．現代社会において，これだけActivital® PROが広く使用されるようになった，その戦略について聞かせてください．
寺西：本製品には，2つの市場があります．一つは通販市場です．これはもともと弊社が主戦場としていた中高年女性に向けた通販市場です．捻挫予防という機能が中高年の女性から支持されるかという課題がありましたが，健康寿命喪失にもつながる転倒予防のためなどの使用目的を提案したところ，中高年女性からも大きな支持を得ました．実は6割はこの市場です．

　もう一つはスポーツ市場です．こちらは弊社にとって未開の地であったため，非常に苦労して新しいマーケティング手法を確立した部分でした．まず，サッカーや

フットサル選手を中心に，本製品を愛用する選手にアンバサダーになってもらいました．選手達からはSNSなどを通じて本製品を使用している投稿をしてもらいました（図2）．それを競技を頑張る人たちが見て，本物のプロが愛用する高機能製品であるというブランド価値を積み上げていきました．その結果，日本中の大手スポーツチェーンから専門ショップにまで幅広く採用され，実店舗でも売れ筋商品として実績を積み上げるこ

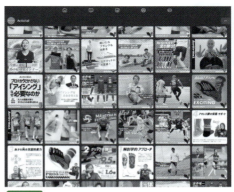

図2 マーケティング戦略
各競技のアンバサダー選手によるSNS発信

とができました．選手同士の紹介から次のアンバサダーが生まれるという，愛着が次の愛着を生む好循環が生まれ，サッカーやフットサルでは日本代表クラスの選手たちにも愛用されるようになりました．そこから派生する形でラグビーやハンドボール，ホッケー，陸上競技，プロ野球やバレーボール，バスケットボールなど，今では多様なスポーツにおいて競技のトップレベル選手たちから愛用されるに至っています．

── SNSなどを利用するマーケティングはネット社会の現代ならではと感じます．「製品」と「マーケティング戦略」がうまく噛み合った結果，広く愛される製品に成長したということですね．

寺西：その通りです．それと「足首を守りたい」という「想い」も大切です．自身の足を救うことから始まり，今は「世界の足首を救いたい」という思いで徐々に国際市場にも進出しています．ここでも愛用者からの発信が次の愛用者を生むというつながりが広がっています．

── 「想い」と「モノ」そして「マーケティング戦略」という3つが揃って初めて世の中に広がるということがよくわかりました．医療者や研究者は「よいものを作りたい」という「想い」はありますが，「マーケティング戦略」といった部分は欠けているように感じます．広く使われるために何が必要か，考えるきっかけになりました．ありがとうございました．

（寺西利夫）
（インタビュアー：坂口　顕）

7 トレーニング機器としての下駄

ここがポイント！

▶ 下駄がフィットする足という考えかたを知ろう！
▶ 下駄で着地荷重を改善し，着地のリズムをつかもう！
▶ 下駄のための歩きかたでみえてくることを知ろう！

1 下駄がフィットする足という考えかた！

1 現代人が下駄を長時間履き続けられない理由

近年，スポーツ選手を中心に下駄を履いてトレーニングを行う人々が増えている．しかし，そうしてトレーニングを行う人々であっても下駄を長い時間履き続けられる「足」をもった人はあまり多くない．多くの人が，「鼻緒で足趾が擦れて痛い」，「足裏と接触する下駄のソール板によって，足裏が痛い」という声を寄せるのである．これらには主に，2つの理由があげられる．

一つ目は，足の発達においての理由である．下駄の鼻緒の特性として，足趾が鼻緒をつかむ必要性があるにもかかわらず，現代人は下駄で求められる足趾のつかむ力を備えていない．また，木製であることからクッション性の少ない下駄に現代人の足趾，足裏の機能が対応できていない．現代人の多くは，内在筋などの筋肉が下駄に対応できるほど発達していない．

二つ目は，歩きかたをはじめとした身体操作としての理由である．下駄の適切な歩きかたは，靴に慣れ親しんだ多くの現代人の歩きかたと違う点が数多くある．しかし，多くの人は下駄で歩く時も，靴を履いた時と同じように歩いている．それによって，下駄の歩きにくさや，下駄で歩くと「足が痛い」ということが先行してしまうのである．

一つ目の理由においては，解剖学・生理学的に"身体"としての「足」を見直す機会が求められている．二つ目の理由においては，生活様式を含め文化的，そして身体操作としての「足」を見直す機会が求められる．スポーツ選手のトレーニングに下駄が有効であるのも，この2つの理由に直面した際の取り組みが，身体のパフォー

7 トレーニング機器としての下駄

マンスのカギを握っているからにほかならない．「下駄」がフィットする足という考えかたは，足と靴の関係性をみていくうえで見落としてしまいがちな視点を補完してくれるのではないかと期待している．本項では，「下駄」で歩きやすい，走りやすい身体操作を身につけることを土台として，下駄という履物を紹介していく．

2 下駄に合う足をつくる

　一人ひとりの足に合わせてオーダーメイドでつくるといった，人の身体に道具を合わせるという取り組みが靴やインソールにはある．一方，下駄でのトレーニングに関しては，下駄という道具に人の身体を合わせていくことを基準に取り組む方法を提唱したい．「下駄」を履きこなすための足趾や足裏の機能を，下駄によって育てていくのである．ここでは，下駄を長時間履けるようにその人の足に合わせて下駄を改良するという発想はなく，長時間下駄を履くための，下駄がフィットする足の機能をつくるのである．そしてその足をつくるために，下駄のための歩きかたや身体操作を身につけていく．

　「下駄」を履くと足趾や足裏が痛くなる人たちの歩行時における接地の特徴は，「下駄の歯が一本の一本歯下駄であれ，下駄の歯が二本の二本歯下駄であれ」歯が地面に接地した次の瞬間につま先側に荷重を強く行う歩きかたである．そうした接地後につま先側に荷重を行う人々は，足を背屈して地面を足首で蹴る動作となる．逆に，「下駄」を履きこなす人たちの歩きかたは，歯が地面に接地した次の瞬間につま先側に荷重をすることは少なく，歯が地面に接地した次の瞬間に踵側に荷重をする歩きかたのパターンと，つま先側にも踵側にも偏った荷重をすることなく，上半身で引き上げ動作を行うパターンがみられる．

　歯が接地した後に踵側に荷重するパターンでは，足趾に力が加わり，荷重によって接地した足と反対側の足が前へと振り出される．上半身による引き上げ動作を行うパターンを取る人々は，鳩尾（みぞおち）が上がり，そのうえで腰に力が集まり，上半身が張力によって上にもち上がっている特徴がみられる．このパターンの特徴のように，下駄では足元という末端と上半身の関係性が立ち現れやすい．

2 下駄で着地荷重を改善し，着地のリズムをつかむ

　下駄は着地や荷重を認識しやすい履物であり，使いかたを知っていれば，着地時の荷重を改善しやすい履物である．そのため，足の崩れの一要因が荷重からくるものであれば，下駄の採用は荷重軽減のための一つの手段となる．

　荷重を改善するトレーニングは，下駄を履いての後ろ向き歩きがある．荷重の左右差，前後差を同時に改善できるとともに，後ろ向き歩きをすることで下駄で歩くための接地のリズムを身につけることができる．

127

第3章　靴の基本

この後ろ向き歩きは特に下記2点の利点がある．

1 設置の左右の荷重を整える

シンスプリント・捻挫などを繰り返す選手は母趾側に荷重しすぎているので，そこを修正する．鼻緒が中央になく左右がある下駄は，荷重の癖を修正する方法として，下駄の左右を入れ替えて小趾で履くという履きかたも有効である．

2 歯が接地した後に踵に荷重する接地リズムを身につける

大腰筋の伸長反射を作り出し，膝下で蹴るのではなく，より身体の上部で地面を押すように歩けるようになる．足首や膝への負担がある歩きかたをしている人の改善に有効である．

3 下駄のための歩きかたでみえてくること

下駄での歩きかたが上手な人は「足音が少ない」という特徴がある．これは上半身の張力とともに，下駄での着地前に，すでに上半身での引き上げ動作が実施されていることで起こる特徴といえる．このことで接地時に脹脛などの筋肉の動きが抑えられて，アキレス腱の動きを阻害することなく，アキレス腱の能力を引き出せていると考えられる．同じように下駄の歯が着地した後に踵への荷重を行うこともアキレス腱の働きを高める動きである．下駄のための歩きかたというのは，筋肉による力みを消し，アキレス腱が優位になる身体操作の歩きかたであり，動作の偏りや，力みを減少させていく方法として，下駄で下駄のための歩きかたを実施することは非常に有効だと考えられる．

4 下駄を取り入れる際の基本的な考えかた

1 1足目は踵部分がなく歯の低い一本歯下駄から

下駄を足づくり，身体操作として取り入れる際の基本的な考えかたとして，踵部分がない歯の低い一本歯下駄から始めることが有効である（図1）．これは，下駄を効果的に使うための歯の着地後に踵荷重をする感覚を，このタイプの下駄でまずは身につけることが重要だからである．着地した足の踵に荷重を加えることで，後ろ脚が前に反射で出る動きの感覚，膝が送り出される感覚を身につけたい．トレーニングとしては，椅子に座った姿勢で右足の踵を地面につけて右膝に荷重し，左足のつま先側を地面につけて左膝を曲げる動きを左右交互に6秒10回を繰り返す動きを基本とする（図2）．

2 2足目は通常の歯の高い一本歯下駄で

2足目としてお勧めするのが通常の歯の高い一本歯下駄である（図3）．このタイ

128

7 トレーニング機器としての下駄

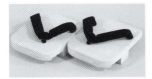

図1 一本歯下駄 GETTA®（ARUCUTO 製）

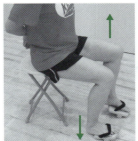
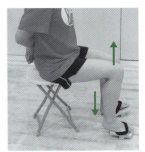

図2 歯の低い一本歯下駄でのトレーニング

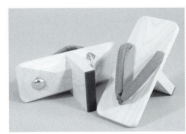

図3 一本歯下駄

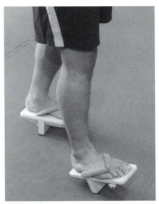

図4 歯の高い一本歯下駄でのシーソートレーニング

プを1足目として始めた場合は，歯が着地した後につま先側に荷重する歩きかたを行ってしまい有効な歩きかたができないため，必ず歯の着地後に踵荷重をする感覚を身につけたうえで始めることが重要である．トレーニングとしては右足を踏み出し，足首をロックしたうえで下駄を前後10回揺らすシーソートレーニングを基本とする（図4）．この一本歯下駄のトレーニングによって，身体の軸づくりを行うことができる．

3 最後は二本歯下駄で

踵部分がない歯の低い一本歯下駄，通常の歯の高い一本歯下駄に慣れ親しんだうえで取り入れたいのが二本歯の下駄である（図5）．実は，二本歯の下駄のほうが前後の傾斜の遊びがないため使いこなすことに関しては一本歯下駄よりも難しいとい

129

第3章　靴の基本

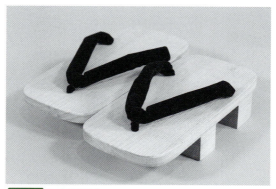

図5　二本歯下駄

える．一本歯下駄で下駄の歩きかたを身につけていない限りは，二本歯の下駄で効果的に歩くこと，トレーニングすることは難しいため，一本歯下駄でまずは下駄での歩きかたと身体操作を身につけたうえで取り入れたい．逆に，下駄での歩きかたを身につけていれば，腹圧のつくりかた，姿勢の軸のつくりかた，足首のポジションなど一本歯下駄以上に二本歯の下駄は効果的なトレーニングとして取り入れることができる．トレーニングとしては，足音を鳴らさないように連続でジャンプを行うことを基本とする．このトレーニングによって，アキレス腱優位の身体の使いかたを身につけやすくなり，アライメントの修正アプローチがしやすい身体になっていく．

筆者からのメッセージ

下駄は，靴と裸足の間のアプローチとしての可能性をもっていると考えています．本当は，裸足の時間を取り入れてしたいことを，下駄で行ってみるのも一つです．また，下駄でのトレーニングの後に裸足でのトレーニングもお勧めです．そして今回紹介したように，下駄が合う，合わないではなく，下駄での歩きかたや身体操作があり，それを取り入れることができるかどうかが重要です．下駄を取り入れることでの足の変化に是非注目してみてください．

（宮崎要輔）

第4章

シーン別　靴の処方

有痛性疾患と靴の処方

ここがポイント！

▶ 足の豆知識を知っておこう！
▶ 足底腱膜炎と外反母趾の運動連鎖がわかると面白い！
▶ 足を診るなら，ココだ！
▶ ストレッチとエクササイズで痛みとお別れ！
▶ 試してみようインソール！

1 知っておくといい足のこと

1 ウィンドラス機構とトラス機構

ウィンドラス機構（windlass mechanism）とは，足趾中足趾節（metatarsophalangeal: MTP）関節伸展により足底腱膜の緊張が増加し足部剛性が高まることで，歩行における推進力の伝達効率を上げる役割を担う．臨床では患者に立位で足趾を伸展してもらう際の内側縦アーチが上がる程度と足部の安定性を診る．トラス機構（truss mechanism）とは足底腱膜を主とした衝撃吸収の役割である．

2 距骨下関節とショパール（Chopart）関節

距骨下関節の運動方向による連動がショパール（Chopart）関節を介し中足部に影響する（表1）[1]．この運動連鎖を理解しておくと評価で役立つ．

3 足底腱膜

足のアーチ保持には足底腱膜が約80%を担っているといわれており[2]，筆者が治療の際に重要と考える組織の一つである．

4 heel cord

足底腱膜はパラテノンを介し下腿三頭筋と連結しており，下腿三頭筋，アキレス腱，足底腱膜を総じて"heel cord"と呼ぶ[3]．したがって，足底腱膜炎の治療には足底腱膜だけでなく，heel cordのストレッチが必要不可欠である．

5 後脛骨筋と長腓骨筋の役割

それぞれ距腿関節軸の後方から踵骨を介して足底でクロスし距骨下関節を取り囲

距骨下関節	⇨	ショパール関節	⇨	中足部
後足部回内（外がえし）	⇨	運動の自由度が増加する	⇨	柔軟性が増加する
後足部回外（内がえし）	⇨	運動の自由度が減少する	⇨	剛性が高まる

表1 距骨下関節の運動と連動

（文献1を基に作表，筆者訳）

む形になっている．歩行において初期接地（initial contact：IC）から立脚中期（mid stance：MS）を通じて，後脛骨筋と長腓骨筋は supinator（回外）と pronator（回内）の相乗機能として距骨下関節を安定させる[4]．つまり，両筋の筋力増強練習を行うことで距骨下関節の安定性が得られる．

2 2つの疾患と運動連鎖

1 足底腱膜炎とは

足底腱膜の筋膜内に過度の緊張が生じ，微細な断裂や慢性炎症が生じることである．「ローアーチ」や「ハイアーチ」，後足部の過回内（オーバープロネーション）や脚長差などの解剖学的な問題があったり，腓腹筋・ヒラメ筋・アキレス腱，足底固有筋の過緊張や筋力低下といった機能的な問題があったりすることが原因といわれている[5]．

2 外反母趾とは

外反母趾は足趾の形状，関節の柔らかさ，歩容，先細りのハイヒールやパンプス，サイズが大きい靴を履いているなどのさまざまな要因が複合的に関連し発症する．患者の来院理由としては，変形よりも疼痛の訴えが圧倒的に多い．一見，変形が進むと痛くなりそうであるが，実際は荷重時痛や歩行時痛として変形部位が靴に当たり痛くて受診するからである．治療は母趾 MTP 関節の外反に伴う変形と開張足まで考えるが，母趾や足底へのアプローチだけでは成果が乏しく，下肢や体幹まで治療することで疼痛軽減や重症度の進行を止められた経験がある．

3 足部における運動連鎖

どちらの疾患も荷重時や歩行時痛を訴えるため運動連鎖の影響が大きい．後足部では距骨下関節での回内と回外，後足部〜中足部ではローアーチとハイアーチ，前足部という捉え方で関連性を考えると理解しやすい．そこで，足底腱膜炎をローアーチとハイアーチ，外反母趾はローアーチとそれ以外，の4つに分けて整理した（図1）．この運動連鎖の図に患者を当てはめるのではなく，詳細な評価と柔軟な発想で問題点を探り当てることで効率のよい治療につながると考える．

133

第4章 シーン別 靴の処方

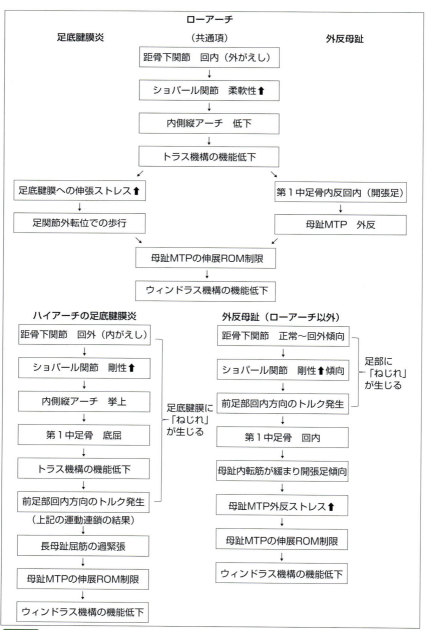

図1 運動連鎖の図

1 有痛性疾患と靴の処方

1）足底腱膜炎

①ローアーチの足底腱膜炎（外反扁平足を併発する場合あり）

距骨下関節（後足部）回内（＝外がえし）→中足部の過剰な柔軟性により内側縦アーチ低下→トラス機構の機能低下→足底腱膜への伸張ストレス⬆→歩行時は足関節外転位とした方が踏みかえしやすいため足角を大きくする→母趾 MTP 関節の伸展 ROM を最小限にして踏みかえし動作をする→ウィンドラス機構の機能低下

※足底腱膜の伸張ストレスが増加した結果の足底腱膜炎である．

②ハイアーチの足底腱膜炎

距骨下関節（後足部）回外（＝内がえし）→中足部の剛性⬆により内側縦アーチが過剰に高くなる→リスフラン（Lisfranc）関節で第 1 中足骨が底屈しトラス機構の機能が低下→前足部荷重への移行期に回内方向へのトルクが生じた状態での支持にならざるを得ない（第 1 中足骨も回内）→ここまでのねじれで長母趾屈筋が過緊張となり，母趾 MTP 関節の伸展 ROM 制限→ウィンドラス機構の機能低下

※足底腱膜にねじれが生じた結果の足底腱膜炎である．

2）外反母趾

①ローアーチの外反母趾（開張足を併発する場合あり）

距骨下関節（後足部）回内（＝外がえし）→中足部の過剰な柔軟性により内側縦アーチの低下を助長→トラス機構の機能低下→第 1 中足骨の内反と回内に連動した母趾基節骨の外転と回内＋母趾内転筋の張力が下がり開張足→母趾 MTP 関節の運動軸の偏位による伸展 ROM 制限→ウィンドラス機構の機能低下

②ローアーチ以外の外反母趾

後足部（距骨下関節）正常〜回外傾向→中足部の剛性⬆傾向により内側縦アーチ保持または軽度挙上→踏みかえし動作時に回内方向のトルクが生じる状態→第 1 中足骨回内→母趾内転筋が緩まり開張足傾向→母趾 MTP 関節の基節骨に外反方向へのストレス⬆→運動軸が偏位し伸展 ROM 制限→ウィンドラス機構の機能低下

3 足を診る時のコツ

1 足の評価は「裸足」

足底や足趾の胼胝，皮膚の状態，足趾の変形などを知るために裸足で行うことを患者に説明し協力してもらう．特に胼胝は偏った圧の結果できるものであり，その部位を知ることにより，特殊な装置がないと実際には目視できない歩行における足底面の評価のヒントとなる．同時に踵部と足底組織の柔軟性チェックもするとよい．踵部や中足部が柔らかすぎると安定性が低く扁平足傾向，中足部や前足部が柔らかいと外反母趾や開張足が多く，足底のねじれが過剰な場合や硬すぎる場合に足底筋

135

膜炎が多い印象がある.

2 代償動作

臨床では，筋力の評価時に筋力低下を補う代償動作をチェックする．たとえば，足趾屈曲を行う際の足関節背屈動作，内がえしでの足趾屈曲動作などが患者によく見られるので，見逃さず評価する.

3 片脚立位とヒールレイズ

筆者は立位から片脚立位への移行直後における足部の動揺性に着目する評価を治療前後によく用いる．歩行と違い患者は動かないため変化を捉えやすいうえ，各部位の筋力低下，バランス機能，運動連鎖まで評価できるからである．たとえば，後足部が回内方向に崩れる場合，中殿筋の筋力低下が過度な重心の側方移動を生み，距骨下関節への回内トルクを生じさせ後脛骨筋の筋力低下に至る，という下行性の運動連鎖が考えられる．このような体幹や股関節から足部への下行性か，足部からの上行性かを見極め，メニューの優先順位を考える．治療後に患者が片脚立位の安定性向上に気づくことができると，日々のエクササイズへの意欲が高まる.

ヒールレイズは下腿三頭筋だけでなく後脛骨筋の筋力評価もできる．踵部の最大挙上時には後足部が軽度回外位になることが正しい位置であるが，後脛骨筋に筋力低下があると最大挙上まで至らない．シングルヒールレイズでは足趾，足関節，膝関節，股関節，体幹に関係する代償動作から運動連鎖を紐解くことができ，バランス能力も評価できる.

4 疼痛部位と動作

足部のどの部位が，どの動作で，どのタイミングで痛むのか，可能な範囲で再現してもらうと理解が深まる．その際，所見と疼痛の整合性があるか否かを探る．患者の訴えは念頭に置くが，臨床では患側の疼痛が実は健側からの影響であった例を時折経験するため，適宜，評価を見直すことで疼痛に振り回されない治療につながると考える.

4 治療のポイントはストレッチとエクササイズ

1 足底腱膜炎

足底腱膜炎のストレッチは heel cord 全体を考える．Engkananuwat[6] は足底腱膜炎を有している被験者で下腿三頭筋と足底腱膜を同時にストレッチした群は，アキレス腱のみのストレッチ群より疼痛の緩和に効果があったと報告している．したがって，荷重位で膝を伸ばして腓腹筋，膝を曲げてヒラメ筋の2種類のストレッチを行う．さらに，評価に基づきローアーチには踵骨の内側にタオルで補高し，ハイアーチには足部のねじれに対し踵骨外側と母趾球にタオルを挿入し，heel cord 全

体をストレッチする．さらに，円柱状の棒を足根骨や関節を少し動かすイメージで
しっかりと踏むこと（足底をコロコロではない）で足底腱膜のストレッチも行う．
加えて，パラテノンのマッサージを行うことで，アキレス腱を介して heel cord の
柔軟性回復を図る．また，遅筋線維の割合が多いヒラメ筋は揉んでもなかなか柔ら
かくならないため，痛いけれどよく効く持続圧迫のマッサージを行う．このように
解剖と評価に基づいた「ひと工夫」を加えることで，質の高い治療につながると考
える．

　エクササイズは距骨下関節の安定性向上を目的として後脛骨筋と長腓骨筋に行
う．特にローアーチの場合は，アーチ保持・挙上を目的とする後脛骨筋の筋力向上
が必須である．まず，非荷重の方法で筋力に応じ段階的に負荷を上げ，片脚立位が
安定したらヒールレイズへと進めていく．足底腱膜は足趾まで至るため，長母趾屈
筋，長趾屈筋，短趾屈筋などをグーパー体操，タオルギャザー，ビー玉つかみ，ショー
トフットエクササイズなどで筋力向上を目指す．評価により中殿筋などのエクササ
イズも行う．ヒールレイズで挙上最終域まで上がったら，シングルヒールレイズへ
と移行し，さらなる下肢の筋力増強を目指す．

　上記に加え，拡散型圧力波治療器を併用することで治療効果が上がるという報告
が近年，多数出てきている．

2 外反母趾

　まず Hohmann 体操で母趾内転筋，関節包，靭帯などの軟部組織をストレッチす
る．外反母趾患者の主訴はほぼ歩行時痛のため，疼痛軽減を目指す．臨床では，外
反母趾角と疼痛は一致しない症例が多く，重症度合いにかかわらず疼痛軽減には
Hohmann 体操の効果が高かった．また，ローアーチの足底腱膜炎との共通項が多
いため同様のストレッチも行う．

　エクササイズは母趾外転筋の筋力向上が必須でありパーの要領で足趾外転を行う
が，うまく動かせない場合が多いため，低周波治療器を用いる．それでも開きにく
い場合は中足部を弾性包帯などで軽めに締めて横アーチを補助すると反応が出やす
い．この際，歩行形態を考慮し母趾 MTP 関節を軽度伸展位で行うことがポイント
である．その他のエクササイズは足底腱膜炎の治療と同様である．足趾筋群は小さ
な筋肉であり効果の実感には時間がかかるが，根気強く患者に説明を行い，時には
メニューを変えるなどして日々のエクササイズを促す．臨床ではショートフットエ
クササイズができる程度まで筋力がついてくると，母趾の疼痛はさらに軽減した例
が多かった．

第4章　シーン別　靴の処方

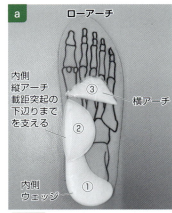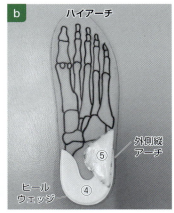

図2 運動連鎖から考えるインソールの一例

（カラー写真 p205）

5 靴とインソール

　足底腱膜炎，外反母趾のどちらも運動連鎖と歩行を考慮し，足部のアライメントを整えることの重要性から靴の選択は治療の一翼を担うといえる．選ぶべき靴の基本，採寸の必要性とサイズ，正しい履きかたなどについては別項を参照されたい．

　インソールについては，疼痛，費用，職種などにより適応を主治医や患者と相談していく．これまでの経験から，基本的に3ヵ月程度リハビリテーションを継続し，筋の柔軟性や筋力の回復がみられてきても疼痛が残存，かつ限局されてきた場合にインソールを処方すると効果が高かった．筆者はNPOオーソティックソサエティーのライセンスを有しており，DSIS（dynamic shoe insole system）の各種パッド（三進興産株式会社製）を使用している．

　パッドで足部アライメントの崩れを整えることにより偏った圧を分散し，疼痛軽減を目指しつつ筋力が効率よく働くように配置する．どの関節の，どの部位の負荷を減らしたいのか，荷重をどの方向に誘導すべきか，を足部の評価に基づき運動連鎖の図も参考にして考える．インソール作製時は，サイズの合った靴の中敷にパッドを貼り，そのうえで片脚立位をした際の安定性で適合を判断する．足底感覚は非常に繊細であるため1〜2mmの調整を要する．

1 ローアーチの場合（図2a）

　足底腱膜炎も外反母趾もローアーチの場合は内側縦アーチを整えるために，まず，踵骨内側にウェッジ（楔）を入れ後足部回内を修正する（①）．次に内側縦アーチパッドを舟状骨部分に補高する際には，やや後方，つまり載距突起の下辺りまで支える

ことで距骨下関節の安定性が得られる（②）.

外反母趾や開張足傾向に対しては横アーチへの補高をするが，メタタルザルパッドでは突き上げ感を訴える場合が多い．足部がインソールに馴染むまではLTWパッド®（三進興産株式会社製）で様子見をして，再評価で変更することが多い（③）.

2 ハイアーチの場合（図2b）

ハイアーチの足底腱膜炎にはheel cordの張力を弱める意味のヒールウェッジが効果的である（④）. 後足部回外に対する外側ウェッジのみでも効果が出る場合もある．どちらも外側縦アーチへの補高として立方骨部分にLTWパッド®を入れると踵骨の安定性が向上する場合が多い．しかし，違和感を訴える患者もいるため慎重に実施する（⑤）.

パッドが的確に配置できていると患者が「あっ！これがいい」という反応をするため，その一言を目指して工夫する．作製後，1〜2週間程度でフォローアップし，疼痛や違和感などを聞き再評価と微調整を行うことも重要である.

筆者からのメッセージ

「足が痛い」と来院する患者には足底腱膜炎と外反母趾が多い．この2つの疾患について運動連鎖の視点から理解を深め，治療効果を高められるようになろう！
日々のストレッチやエクササイズなどのセルフメンテナンスに加えて，インソールの効果を得るためにも靴の選定や履きかた，動作指導まで多角的にきちんと患者に伝えることが重要と考える．そして，患者とともに治していく姿勢によって結果の出せる専門職を目指していこう！

▶ **文献**

1) Blackwood CB, et al：The midtarsal joint locking mechanism. Foot Ankle Int 26：1074-1080, 2005
2) Iaquinto JM, et al：Computational model of the lower leg and foot/ankle complex：application to arch stability. J Biomech Eng 132：021009, 2010
3) Stecco C, et al：Plantar fascia anatomy and its relationship with Achilles tendon and paratenon. J Ant 223：665-676, 2013
4) Murley GS, et al：Tibialis posterior EMG activity during barefoot walking in people with neutral foot posture. J Electromyogr Kinesiol 19：e69-e77, 2009
5) Young CC, et al：Treatment of plantar fasciitis. Am Fam Physician 63：467-474, 477-478, 2001
6) Engkananuwat P, et al：Effectiveness of the simultaneous stretching of the Achilles tendon and plantar fascia in individuals with plantar fasciitis. Foot ankle Int 39：75-82, 2018

（小俣訓子）

2 高齢者のための靴

ここがポイント！

▶ 靴を履く人の状態に合った靴を選ぼう！
▶ 目的に合った靴を選ぼう！
▶ 転倒予防に，まず足元から見直そう！
▶ 歩かなくても靴は大事な移動手段！

1 高齢者と靴

　高齢者と靴の関係を考える場合，その用途を分ける必要がある．一つは，自らが履いて「歩く」ための靴であり，もう一つは介護者が「履かせやすい」靴である．

　確かに現在は，高齢者用の靴の機能が多様化しており，機能以外にも「おしゃれ」なものや冠婚葬祭などにもふさわしいような「場に合わせたデザイン」のものが市販されている．しかしながら，高齢者用の靴が多様化している反面，選ぶ側が目的に合った靴を適切に選択しているかといえば，決してそうではないのが実情である．

　たとえば，病院で働くセラピストが，「歩く練習をしますのでスリッパではなく，靴を履いて来てください」と患者やその家族にお願いした後，患者らはどのような靴を用意してくるだろうか？

　あるいは，「では，どんな靴がいいですか？」と質問され，どのように対応しているだろうか？「ちょっと待ってくださいね」と言って，福祉用具や福祉機器のカタログを持って来て「リハビリシューズ」という項目を探して，「このなかから好きなものを選んでくださいね」と言ってはいないだろうか？（図1）

　はたして，そのリハビリシューズは，本当にリハビリのためのものなのだろうか？何をもってリハビリシューズと呼んでいるのだろうか？

　第1章-1「改めて，なぜ今，足と靴なのか？」(p2)でも述べたように，日本人が，一般的に靴を履き始めてまだ100年も経っていない．高齢者では，幼い頃は草履や下駄を履いていたという人も少なくない．そのうえ，日本においては，「靴をどう選んで，どのように履くか」という教育はどこでもなされていない．

140

2　高齢者のための靴

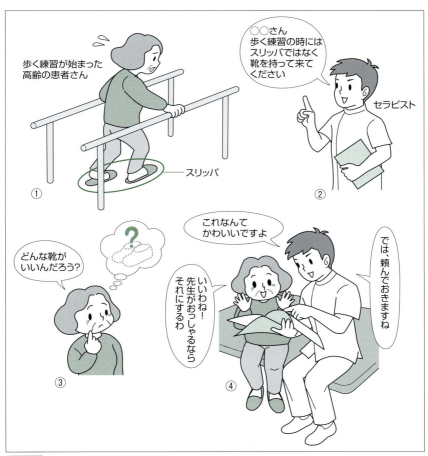

図1　リハビリシューズ選びの悪い例

　前述のように，現代においては，高齢者がもつ靴の選択肢は大変多い（図2）．どこでもさまざまな靴が手に入る状況である．だからこそ，どれを選択すればよいのか？　その選択肢を，誰かが整理していく必要がある．

2　高齢者と転倒

　まずは「歩くための靴」ということから考えよう．高齢者が「歩く」となると，常

第4章　シーン別　靴の処方

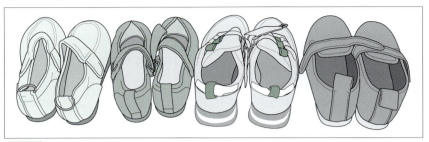

図2 高齢者用のリハビリシューズはさまざまな形態のものが市販されている

につきまとうのが転倒の危険性である．高齢者が要介護状態に至った原因の5位に，「骨折・転倒」がランキングされているほど，重大な問題である．

転倒がどのような状況で起きるのかということについて，亀井らの報告[1]では，65歳以上の高齢者の約1/4が1年以内に転倒を経験しており，その6割以上が屋外で転倒しているという．さらにそのなかの8割が靴を履いて歩行している時に転倒しており，そのうちの半数以上は何もない所でつまずいて転倒しているという．

もちろん，転倒に至る原因については，身体的なものや認知的なものもあるため，靴だけが原因で起こるというものではない．しかしながら，多くの高齢者が，適切な靴を適切に履いていないというのも事実である[2]．

3 高齢者の靴選択

まず，高齢者はどのような観点で靴を選んでいるのだろうか？

筆者らが，デイサービスを利用中の要支援レベルの在宅高齢者を調査したところ[3]，履いている靴はいわゆるリハビリシューズ，フラットヒールのパンプスが6割を占めていた．また靴の選択は高齢者自身が行っており，購入から1年以内のものが6割，3年以上履き続けているものが1/4であった．ここで特筆すべきは，その選択理由である．「足にフィットした」，「着脱が容易であった」という理由が上位を占め，「歩きやすかった」という理由は最下位であった．

この結果は，高齢者の靴選びについての他の調査と同様の傾向であり，履いた時にアッパーが柔らかく，足への当たりが優しいもので，さらに着脱が容易なものを選んでいるといえる．

着脱という点だけを捉えれば，高齢者用の靴（シニア靴）のなかには，ヒールカウンターなどがなく，「踵を踏んでも起き上がってくる」ことをうたい文句にしているものもある．確かに着脱は容易であるが，はたして靴の機能を有しているかど

うかは疑問である.

　この背景としては，日本文化の特徴であり，家屋構造上どうしようもないことであるが，日本においては，「靴は屋外で履き，屋内では脱ぐ」という習慣がある．屋外に出るためには，靴を履かなければならないとともに，屋内に入る時には靴を脱がなければならない．

　当たり前だと言われるかもしれないが，屋内でも靴を履いたままの欧米と比べると，靴を履いている時間は短く，靴を着脱する機会が多いということである．時間が短いということは，靴を履いている時，この靴はよい靴かどうか，ということに対する関心が低くなる．一方，着脱する機会が多いということから，「履きやすさ」，「脱ぎやすさ」で選択するという理由もうなずける．

　しかしながら，第3章-1「靴の基本」(p68)や第3章-2「靴の履きかた・選びかた」(p83)の項でも述べたように，靴には，本来もっている靴としての機能がある．柔らかすぎるアッパーやソール，ヒールカウンターのない靴で歩き続けることが，どれだけ足に負担を掛けているかを考えなければならない．高齢者に限ったことではないが，不適切な靴を履き続けると，外反母趾，胼胝，巻き爪などの足トラブルを引き起こす．

4 高齢者の足トラブルと身体機能

　高齢者の足部の形態的特徴は，扁平足や開帳足，外反母趾や内反小趾，巻き爪，陥入爪といった変形が多く認められることである．

　足のアーチを保持するためには，少なからず歩くことが必要である．高齢になって歩く距離や時間が少なくなってくると，アーチが保持できなくなり，扁平足や開帳足を呈することとなる．したがって，靴の選択云々の前に，若い頃からよく歩く習慣を身につけておくことは大切なことである．

　このような扁平足や開帳足，外反母趾といった変形があることも，高齢者が幅の広い柔らかいアッパーを選ぶ理由と考えられる．しかしながら，このような靴は，靴の機能を十分に備えていないことがあり，変形や足部トラブルを助長する危険性をはらんでいる．

　高齢者の6割が，外反母趾，胼胝，白癬，角質の肥厚化などの足トラブルを有しているといわれている（図3）．何度も繰り返すが，足は全身のなかで唯一，地面や床に接している部位である．転倒しないためには，この足底からの情報が，適切に入力されることが重要である．変形や痛みなどの足トラブルがあると，足底からの情報が適切に入力されず，それによって反応が遅延したり，もっている運動機能の発揮が妨げられたりする．

143

第4章　シーン別　靴の処方

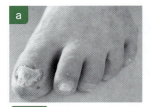
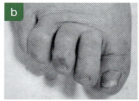
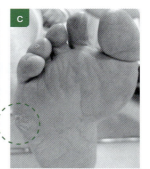

図3 高齢者の6割に認められる足のトラブル
a：爪白癬．
b：巻き爪．
c：胼胝．

（カラー写真 p205）

　10m歩行時間やバランス機能，足趾筋力といった身体機能が，転倒の発生率と有意な相関を示すこと，また高齢者の転倒に対して，下肢の筋力トレーニングや，バランス機能の向上を図るためのトレーニングが有効であることが報告されている．しかしながら，これらの機能が，適切なフットケアによって向上するということはあまり知られていないのではないだろうか[4～7]．

　不適切な靴の選択，あるいは履きかたが，足トラブルを引き起こす原因となるということは，不適切な靴は転倒を助長させているともいえる．適切な靴を履くことは，足の変形を改善させるには至らないまでも，胼胝や角質肥厚を改善させる．そういった観点からも，セラピストには足や靴をしっかりと観察していただきたいものである．

> **MEMO**
>
> **靴のメンテナンス店を知っておこう！**
> 高齢者のなかには，1つの靴を長年履き続けている人も少なくない．「孫が初任給で買ってくれた」など，モノに対する思いも人さまざまであり，その人の人生や生きかたを考えれば，それを一概に「替えてください」とは言えない．
> しかしながら，ヒールのアウトソールが完全に片減りしており，歩行時にフラフラしているような場合もある．そのような場合は，ソールだけの交換などのさまざまな要望にも応じてくれる店舗を紹介してみてはどうだろうか？近隣の店舗の情報が役立つこともあるため，買い物などのついでにお店で情報をいろいろと入手してみよう．

5　介護現場での靴

　介護現場で靴のもつ役割は，「歩くための靴」ではなく「履かせやすい靴」にある

2 高齢者のための靴

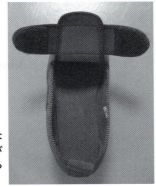
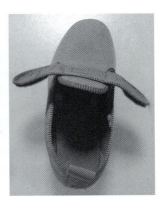

図4 着脱が容易なように間口が大きく開けられるシューズ

場合が多い．靴を履く場面としては，車椅子・ベッド間の移乗，車椅子乗車時，あるいは車椅子での移動時ということになる．靴の役割は，「足の保護」，「滑り止め」であり，歩きやすさはあまり考慮されていないことが多い．

このような場合では，まず「履かせやすい」ことが重要なポイントである．ストラップなどの甲押さえが簡単に脱着でき，さらにフルオープンタイプのものなど，間口が広く開けられる工夫がなされていると，介護者のストレスはかなり少なくてすむ（図4）．

車椅子生活を送るということは，歩行をする機会がほとんどないため，足の筋ポンプ機能が働かない．そのため足部に浮腫（むくみ）が認められることが多い．このような人の浮腫は時間差や日差が大きく，浮腫が増減することが知られている．そのため，靴はアッパーがある程度柔らかい素材のものが好ましく，調節できればなおよい．ただし，つま先部分は足の保護のために，少し補強してあるものが望ましい[8]．

車椅子生活だからといって，すべて介助で移動するとは限らない．車椅子を足で漕ぐ場合も当然考慮に入れなければならない．車椅子を足漕ぎする場合，いくら車椅子を適合させても，靴が滑ってはその駆動効率が下がってしまう．現在では，足漕ぎ用に，ソールの摩擦係数を高くした製品が販売されており，摩擦係数が高くなることで駆動効率は上昇する．片麻痺患者であれば，余計な力を使わないですむことから，連合反応による筋緊張の増大なども防止できる．車椅子での移動が楽になれば行動範囲の拡大など，生活の活性化が見込まれる[9]．

第4章　シーン別　靴の処方

筆者からのメッセージ

高齢者用に限らず，靴を考える時には，靴を履く人の状態，履く目的，靴のもつ役割などを総合的に判断して提案していく必要がある．

もし，足漕ぎ用の摩擦係数の高い靴を，歩行可能な Parkinson 病患者が履けばどのような結果が予想されるであろうか？

多くの人が頭の中に，"転倒する"という恐ろしい場面をよぎらせたのではないだろうか？

靴を考えることは，靴だけ知っていればよいという話ではないということを，今一度，肝に銘じていただきたいと思う．

▶ **文献**

1) 亀井智子ほか：都市部在住高齢者における転倒発生場所の現状からみた転倒予防教育プログラムの検討—東京都中央区2町の調査から—．聖路加看護大学紀要 35：52-60，2009

2) 土肥麻佐子ほか：高齢者の足部形態特性と靴の履き心地．人間工学 37：228-237，2001

3) 坂口 顕ほか：後期高齢女性の履物購入に関する調査〜軽度要介護高齢者について〜．靴の医学 20：27-30，2007

4) 山下和彦ほか：転倒予防のための高齢者の足部異常改善による身体機能の向上に関する研究．東京医療保健大学紀要 1：1-7，2005

5) 山下和彦ほか：高齢者の足部・足爪異常による転倒への影響．電気学会論文誌 C 124：2057-2063，2004

6) 樋口友紀ほか：地域で生活する高齢者の足トラブルとフットケアニーズに関する研究．群馬県立県民健康科学大学紀要 6：55-65，2011

7) 梶井文子ほか：都市部在住高齢者における「フットケア講座」受講によるセルフケア実施の効果．聖路加看護大学紀要 35：102-109，2009

8) 柴田篤史：機能・安全・快適性を追求した高齢者靴．福祉介護機器 techno プラス 4：20-22，2011

9) 吹野美奈：車いすと靴．福祉介護機器 techno プラス 4：13-16，2011

（坂口　顕）

3 子供のための靴

ここがポイント！

- ▶ 子供の成長・発達に合わせた靴を選ぼう！
- ▶ 靴選びの前に靴の履きかた，履かせかたを知ろう！
- ▶ 子供の動きは正直．だからじっくり観察してみよう！

1 足の成長・発達と子供の靴

　乳幼児期は，身長・体重などの成長と歩行や姿勢制御などの発達・成熟が大きいきわめて重要な時期である．ヒトはおおよそ生後12〜15ヵ月で歩き始め，3歳頃には筋活動様式の変化によって下肢拮抗筋の共同収縮が緩和され，7歳頃には下肢関節角度が変化して大人の歩行に近似し，二次成長終了とともに歩行パラメータが安定する[1〜3]．また，乳幼児期には中枢神経系の調節機構および中枢−末梢間の調節機構（神経−筋系の関与）の発達が著しく，身体成長と神経系の発達が動的にかかわり合いながら歩行を学習している[4]．

　足部の成長・発達に着目すると，生下時には距骨や踵骨にはすでに骨化は認められるものの，その他の足根骨は成長とともに骨化し，足が形成されていく．成長・発達の初期段階では，乳幼児の足は軟骨部が多く，筋力も弱いために骨連結が緩く柔軟性に富んでいる．また，足底アーチの構造も未形成で，前足部幅が広く扇形という特徴をもつ．そして，4歳頃までには歩行時などにショックアブソーバー（shock absorber）として働く足底アーチが認められ，日々の遊びを通じて基本的運動技能の基礎となる身体操作能力を獲得するとともに段階的にアーチも高くなり，幅広い足から細長い足に変化していく．

　乳幼児期は基本的運動技能の発達にとって重要な時期であり，園庭などでの外遊びは成長・発達にとって非常に重要な意味をもつ．園庭などでの外遊びでは，裸足教育も推奨されているが，実際には足の保護のために靴を履いて遊ぶ機会が多い．そのため，外遊びを妨げずかつ成長・発達を促進するような靴選びと靴の履きかたの指導が必要となる．

147

第4章　シーン別　靴の処方

　理学療法士は，子供の成長や発達，日常生活の習得などの見通しをもって，子供に最適と思われる靴を選んで適合させる必要がある．また，身体機能，運動能力，行動評価をすることによって，足と靴の適合性を検証することも必要である．

> **MEMO**
>
> **乳幼児期にアーチサポートは必要か？**
> 乳児期や幼児初期には足底の皮下脂肪が厚いため，一見，足底アーチがまったく存在しないように見えるが，非荷重時には骨性アーチは存在し，荷重時には足底アーチが減少する．骨連結が緩く柔軟性が高いため外反扁平足を呈する場合があるが，安易に足底挿板などを用いてアーチサポートをすると，筋・靱帯の発達を阻害する可能性がある．したがって，この時期の足底アーチサポートが必要なケースは限定される．爪先立ちをさせた時に足部が内反し，足底アーチが形成され，医学的所見に問題がない場合には，ただちにアーチサポートをする必要はない．

2　一般的な子供靴の選びかたはさまざま

　近年，さまざまな種類の子供靴が販売されるようになり，消費者が選択できる幅もだいぶ広がった．キャラクターがプリントされた靴，速く走ることができる靴やダンスを踊るための靴など機能を補うための靴も存在する．好きなキャラクター靴や機能補助を目的とする靴の場合は比較的選びやすい．しかし，腰革の高い靴と低い靴（ハイカット靴とローカット靴）などは選択の基準が難しい場合もある．欧米諸国とは靴に対する社会的・文化的背景も異なることから，日本では子供靴は機能・構造の違いというよりも，むしろデザインで選択されていることが多いようである．しかし，子供の場合には足の特徴，身体機能，そして成長・発達にも考慮して靴を選ぶ必要がある．

　初期歩行時には子供は足部の骨連結が緩く，筋力も弱い．さらに，歩行や姿勢制御も未完成にある．一つの考えかたとして，歩行を阻害せず（促し），足の機能を補うために，距腿関節や距骨下関節の内外反の固定性が高く，運動自由度を制限できるハイカット靴を選択することもできる．一方，ハイカット靴では足関節の背屈運動も制限してしまい，アンクルロッカー（ankle locker）が有効に働かないために歩行に影響を及ぼす場合もある[5, 6]．これに対し，ローカット靴は足部内外反の固定性は低いものの，足関節の背屈の自由度は大きく，ヒールロッカー（heel locker）やアンクルロッカーも有効に働く．

　このように，子供の足の特徴，身体機能，成長・発達，さらに靴の機能・構造などのさまざまな要因が関係するため，「一般的に子供に選択されるべき靴」について結論は出ていない．したがって，子供の個別性に合わせた靴選びが重要となる．

148

解剖学，運動学，生理学，障害学について修得しているセラピストだからこそ，動作を観察・分析して靴選びをすることができるのではないだろうか．

3 子供靴選びの基本的な考えかた

1 子供の足の形状と大きさ

ポイントは，①扇形に広がった形状の靴，②つま先部に余裕のある靴（図1），③足囲のサイズ調整ができる靴，を選び，④実際に靴を履いて確かめる，ことである．

子供の足は成人と比較して前足部が開いた扇形の形状となっている．したがって，子供靴は足の形状に合わせてつま先部が広いのが特徴である．これによって足趾を十分に動かすことができ，足底アーチの形成にもつながる．

また，歩行などの動作中に靴の中での足趾の可動性を確保するためには，つま先部に余裕をもった靴を選ぶ必要がある．初期歩行から幼児前期（3歳程度）までは5〜8mm前後，幼児期中期（4歳程度）から学童期までは10mm前後かそれ以上の捨て寸が目安となる[7]．

さらに，靴と足をフィットさせるためには，足囲をサイズ調整できる面ファスナーや紐靴を選ぶ必要がある．締め率は10mm程度とし，足の成長の個人差や動く量が多くなるにつれて締め率を大きくする．しかし，捨て寸や締め率はメーカーや靴の種類・素材によって差があることを知っておく．

そして，左右の足サイズ（足長，足囲，足幅）は異なることも多いため，実際に両側の靴を履いて確認する必要がある．午後は足が大きくなること（浮腫などの影響）が予想されるので，午後に適合性評価をするとよい．

2 固定性のある靴

ポイントは，①面ファスナーや靴紐を利用した靴，②踵部のアンカーによる側方動揺（内外反）を抑える靴（図2），③踵部足底面に適度な硬さのある靴である．

足趾の可動性を確保する必要はあるが，足の固定が不十分になると靴の中で足全体がつま先方向に滑り，足趾を十分に動かすことができない状況が生じる．したがって，ウエスト部（足の甲部）を適切に押さえ固定することが重要である．そのために，面ファスナーや靴紐によってアッパーをある程度絞り，足を固定するという構造が重要になる．

また，足底アーチの形成や足部筋群の発達によって踵骨の内側への倒れ込みを防ぐことができるが，子供の足は成長・発達途上にあり，足の構造上，踵が内側に倒れ込む現象が起こる（踵部外反）．距腿関節の内果は外果と比較して高位にあるため，外果と比較して靴の踵部内側の腰革を高く，そして靴のカウンターには適度な剛性と弾性をもたせることによって踵部が内側に倒れ込む現象を抑制し，踵部全体を包

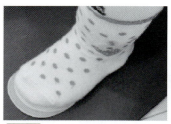

図1 足長(つま先の余裕)を
インソールで確認

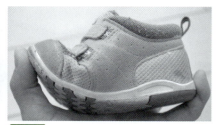

図3 ボールジョイント部に合わせた
柔軟性のある靴

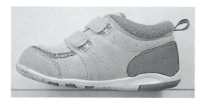

図2 グレー色部分(緑の囲み)が
アンカー(月形しん)

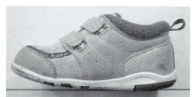

図4 トウスプリングのある靴

み込むような固定性が必要となる.さらに,踵部足底面が柔らかすぎると,初期接地(initial contact)～立脚中期(mid stance)にかけて不安定性が増して踵部の倒れ込みが起こる可能性もあるため,踵部足底面の適度な剛性が必要となる.

3 柔軟性のある靴

ポイントは,①十分な踏み返しができる靴,②足構造に合わせて足趾中足趾節(metatarsophalangeal:MTP)関節部の可動性がある靴である.

成人の歩行では,母趾背屈角は歩行周期の後半,特に立脚終期(terminal stance)から伸展して前遊脚期(pre swing(toe off))に最大となる.この期間に足底アーチのウィンドラス機構(windlass mechanism)が働く.しかし,歩行が未完成の子供の初期歩行は,その不安定性のために歩幅が小さく,そのため足関節や足趾の背屈角も小さい.そこで,足趾MTP関節の自然な背屈を誘導し,ウィンドラス機構を促進することによって足部の自家筋力の発達を促すことが重要になる.すなわち,靴のボールジョイント(MTP)部の十分な可動性が必要となり,そのために,前足部のアウトソール(インソールも考慮する)の屈曲性が高く,さらに足趾MTP部の足構造に合わせて靴のボールジョイント部の十分な可動性が必要となる(図3).

4 安全性が考慮された靴

ポイントは,①トウスプリング(つま先の反り返り)(図4),②滑りにくいアウトソール,③軽い靴である.

子供の歩行は，歩行が完成した成人と比較して不安定性が高く，下肢筋の制御（分離した筋制御）も不十分なこともあり，地面とのトウクリアランス（床からつま先の間隔）が小さい．そのため，遊脚期（swing phase）につま先部が地面に引っ掛かり転倒しやすい．したがって，適度なトウスプリングが必要となる．また，接地面の滑りにくさも重要であり，滑りにくく工夫された軽量のアウトソールがポイントとなる．

5 衛生面が考慮された靴

子供の足は発汗量が多いため，通気性のよいアッパーの材料や構造，菌の繁殖を抑える素材，取り外し可能なインソール構造などがポイントとなる．

☞ ここを見よう！

靴選びの基本
- デザイン：靴型，留め部の種類，ソールの構造など
- 素材：通気性，耐久性，粘弾性など
- サイズ：捨て寸，締め率など

---

4 障がい児の靴の選びかた

1 着脱に着目した選びかた

靴着脱における脳性麻痺児の靴選びの第1条件は，「着脱のしやすさ」である．その共通した条件は，「大きめのサイズで履き口が広い」，「柔らかい素材で腰革が高い」，「面ファスナーでアッパーを留めることができる」である[8]．以下に3つの症例をあげて説明する．

症例1の移動は，屋内の短距離は両側 Lofstrand 杖歩行，それ以外は車椅子であった．症例1は足背の固定を重視するために，アッパー部を単純なピンチ動作で操作が可能なストッパー付きの紐靴を選ぶことによって靴の着脱が自立し，本人の紐靴への需要を満たすことができた（図5）．

症例2の移動は，屋内外ともに車椅子であった．症例2は学校指定の靴を履くために，市販されている紐靴に装着可能なストッパーをアッパー部分に利用した．

このように障がい児の靴選びは，脳性麻痺児の靴選びとの共通点と使用目的，症例の靴の着脱に関する身体機能などを勘案し，個々人の要望に添うように選択することが重要である．

2 動作に着目した選びかた

発達過程において麻痺側との左右差が出現するため，片麻痺児も発達に応じた靴

第4章　シーン別　靴の処方

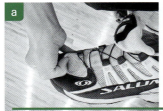
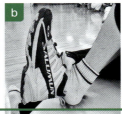
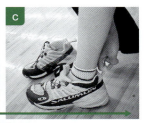
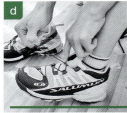
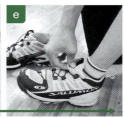

図5 症例1における靴の着脱手順

a：靴開口部を拡げ，靴を把持して履く準備をする.
b：靴開口部に足尖部を挿入する.
c：踵部の紐を引き，踵を挿入する.
d：アッパー部のストッパー付きの紐を引いて固定する.
e：余ったストッパーの紐を収納する.

選びが重要となる．歩容の問題は残るものの，歩行が自立しかつ比較的活動性が高い片麻痺児の場合，本人が装具装着を必要としない場合も少なくない．本人の意向を考慮して，筋緊張や感覚障害，姿勢制御の問題など障害に応じた靴選びが必要となる．

症例3は，尖足があり，股関節や膝関節の分離した運動が困難のため，遊脚初期 (initial swing) でつま先部が床に接することが問題となっていた．短下肢装具の装着が推奨されたが，本人は必要としていない．運動会やマラソン大会などの学校行事の時期には，靴を1～2週に1足の頻度で買い替えるという経済的な問題も生じていた．そこで，使用している靴や歩容の観察，一連の理学療法的評価を実施して靴選びを行った．靴選びの基本（デザイン，素材，サイズ）に沿って，靴の適合（踵，アッパー・ウエスト部，捨て寸）があり，踏み返しのために踵部は硬く，前足部は柔らかいアウトソール，足の前方への滑りの抑制やフォアフットロッカーの誘発のためにメタタルザルバーを施したインソール，そして耐久性のある軽量の靴を選んだ．その結果，立脚初期 (initial swing) のトウクリアランスの改善により買い替えペースを抑えることができ，さらに本人の使用感も改善した（図6）．

3 子供靴の履きかた・履かせかた

たとえ高性能な靴を履いていても，靴はその履きかたによって足との適合性が変化する．小児で最も頻繁に見られるのは，面ファスナーなどの調整可能な甲押さえを緩く締めていることである．靴の中で足が動き，足部の関節可動性の低下や姿勢制御の不安定性が増していることも少なくない．そのため，靴選びの前に，まず靴

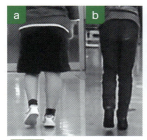

図6 症例3における靴選び

a：靴介入前，b：靴介入後．

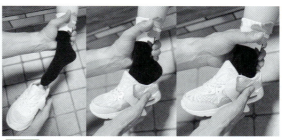

図7 靴を回転させながら開口部に足を挿入する

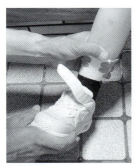

図8 踵を床にトントンする

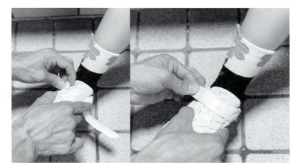

図9 アッパーを絞って留める

の履きかた・履かせかたを十分に指導する必要がある．

①低い椅子などに座る（足関節底背屈0°，下腿三頭筋の緊張を緩めた膝90°屈曲位で安定した座位を確保）．

②靴開口部を十分に広げる（十分に開口していないとカウンター部が潰れ，踵部を固定できなくなるため，踵部の内外反の動揺性を防ぐカウンターとしての機能が低下する）．

③足関節を底屈して足を靴に挿入する．この時，靴を45°傾け，母趾から小趾側に沿うように靴を回転させながら足を挿入すると履かせやすい（図7）．

④膝関節・股関節を90°屈曲，足関節を0°以上に背屈し，ヒールカップやカウンター部に合わせるように踵部を押し込む（足関節が底屈していると踵部への押し込みが不十分となり，留めが緩くなる）．足を靴に挿入した後に，足関節を背屈して踵を床にトントンと軽く叩き付けると合わせやすい（図8）．

第4章　シーン別　靴の処方

⑤挿入時の足底面への刺激などによって足趾が屈曲していないかどうか，足尖部を確認する（足趾が屈曲している場合，履き直す）．

⑥一方の手で靴のアッパーを両サイドから把持して適度に絞り込み（締め率の調節），他方の手にて面ファスナーで留め，固定する（図9）．

⑦足趾の屈曲角度，甲押さえによる足の固定性，足関節の可動性などを確認する．

⑧立位姿勢・動作を観察し，適合性をチェックする．

> ☞ **ここを見よう！**
>
> 　靴の履きかた・履かせかたは，足装具の装着と同じように考えることができる．まず，足をヒールカップに確実に合わせる，三点固定の原理を考慮した足部固定，荷重位での適合チェック，行動観察した後に足への当たり具合などを確認する．

5 子供靴の見かたの実際

1 問診・視診・触診

　問診では，実年齢と発達歴について聴取する．また，靴に対する疑問や問題点，靴の用途も重要な項目である．そして視診では，履いている靴のデザイン，素材，サイズに加え，靴型の崩れやソールの減り具合など，靴について評価する．さらに，子供の足型，発赤や胼胝の有無およびその部位，角質などの有無，立位姿勢など，子供の身体について評価する．そして触診では，関節可動域，骨格筋のボリュームや弾性について評価する．

2 動作観察

　歩行を中心に目的に合わせた動作を観察する．既存の靴を履いた状態で動作をチェックし，裸足との比較を行うことにより靴の影響を分析する．

3 適合性の判断

　足長，足幅，足囲などの足型を計測し，履いている靴との適合性をチェックする．そして，問診・視診・触診や動作観察から考察した問題点から適合性を判断する．

4 靴の履きかた・履かせかたの指導

　問題点が判明したらすぐに靴選びをするのではなく，靴の履きかた・履かせかたの指導を行う．靴だけが問題ではなく，履きかた・履かせかたに問題がある場合も少なくない．これを改善することによって足と靴がフィットすることもある．

5 靴選び

　靴の適合性の問題点の列挙や履きかた・履かせかたの指導を終えた後に靴選びを行う．靴の機能だけでなく，ファッション性など本人や保護者の意向もなるべく考

3 子供のための靴

慮する必要がある.

MEMO

子供の足の成長と子供靴の購入ペース (頻度)
幼児 (3 〜 7 歳) の足長は,1 年で平均 0.7 〜 1.3cm 成長する. 成長に伴い 0.5cm 刻みの靴を新たに購入する場合,単純計算で 2 〜 4 足 / 年の買い替えが必要となる. つまり,最大 1 足 /3 ヵ月であり,衣服と同様に「すぐに身体が大きくなるから少し大きめの靴を」と思っている保護者にとっては経済的負担感は大きいかもしれない.

筆者からのメッセージ

硬いアウトソールや足関節の背屈を阻害するような靴はスムーズな踏み返しを困難にさせ,股関節外旋の歩行を助長する可能性がある. さらに歩幅も減少して歩行効率が悪化するだけでなく,二次的に足趾 MTP 関節の自然な背屈が困難となることから,足底アーチ構造および足部筋力の発達が阻害され,トラス機構 (truss mechanism) やウィンドラス機構 (windlass mechanism) が十分に発揮 (完成) されないことが考えられる.
子供の足の機能は成人と比較すると十分ではないため,靴によってさまざまな制限を受けることが考えられる. したがって,足部の成長・発達を阻害しないような子供に適した靴選びや,それに先行する,子供への靴の履きかたの指導,保護者などへの靴の履かせかたの指導が特に重要になる.

▶ **文献**

1) Neumann KG:2.3 歩行周期と各相. 観察による歩行分析,月城慶一ほか訳,医学書院,東京,9-22,2005
2) 岡本 勉ほか:3.ヒトの歩行の発達—歩行の習得・習熟過程—. 筋電図からみた歩行の発達,歩行開発研究所,大阪,45-65,2007
3) Shumway-Cook A, et al:第 13 章 一生の間の移動性の変化. モーターコントロール. 運動制御の理論から臨床実践へ,第 4 版,田中 繁ほか監訳,医歯薬出版,東京,361-395,2013
4) 土屋和雄ほか編著:第 4 章 歩行の神経機構—高次機能—. シリーズ移動知 第 2 巻 身体適応,オーム社,東京,105-146,2010
5) 長谷川正哉ほか:舟底型ソール靴が足関節ギプス固定中の歩容に与える影響. 靴の医学 19:41-45,2005
6) 長谷川正哉ほか:靴の腰革の高さが歩行に与える影響. 靴の医学 21:36-40,2007
7) 佐藤雅人:幼児の足の発達・成長と幼児靴の選び方. 整・災外 46:1457-1464,2003
8) 島谷康司ほか:脳性麻痺児の靴着脱に関する調査. 靴の医学 21:41-45,2007

(島谷康司)

column

子供のスポーツと足・靴

　全国的に，小学生のスポーツが盛んに行われている．筆者も指導者として，またクラブの代表として20年近く子供のスポーツにかかわっているが，足にトラブルを抱える子供をよく目にする．小学5，6年生のサッカー選手を対象に調査したところ，約1/4が何らかの疼痛の愁訴があり，そのうち半数は踵～足部に疼痛を有していたという結果であった．また，疼痛のある21名中20名は，小学1年生までに競技を始めた子供達であった[1]．現代のジュニアスポーツ界では，競技開始の早期化が進んでいる．

　子供の足根骨は，生下時には距骨と踵骨のみが骨化しており，その後立方骨，楔状骨そして4歳から5歳になって舟状骨が骨化する．幼い子供の足は大人の縮小版ではないため，注意が必要である[2]．子供靴に必要な機能として，①通気性，②トウボックスの広さと高さ，③ボール（ジョイント）部，④ヒールカウンター，⑤留め具，⑥弾力性のあるソール，などがあげられる[3]．

　小学生の登校風景では，サッカーのトレーニングシューズを履いて通う子も珍しくない．ボールを蹴るためにアッパーやアウトソールが固く，ボール部での足趾背屈が出にくい構造であり（図1），このシューズでは，ウィンドラス機構が働きにくい状態であることは想像に難くない．競技用のシューズは，その競技をする際に効果が発揮されるように作られているものであり，「日常的に履くには不適なものが多い」ということを改めて認識しておく必要があるだろう．

　サッカーをやっている子が，普段からサッカーシューズを履いていると保護者は「この子はサッカーが好きで」と喜ぶ．子供達は親が喜ぶことはしようとするものである．

　しかしながら，このような「足」を適切に使えない日常生活を過ごしている子供達をコントロールできるのは「保護者」にほかならない．

　リハビリテーションにかかわるものとして，子供達だけでなく，保護者にも十分な知識を伝えていきたいものである．

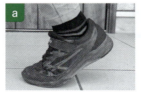 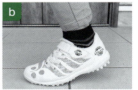

図1

a：通常の運動靴ではボール部で曲がるため，足趾背屈が起きやすい．
b：サッカーのトレーニングシューズではボール部が硬く，足趾背屈が起きにくい．

▶文献
1) 坂口 顕ほか：小学生サッカー選手の足部疼痛と活動時間の関係～保護者アンケートによる調査～．靴の医学 32：77-81, 2019
2) 佐藤雅人：子どもの足と子ども靴．靴の医学 20：6-13, 2007
3) 大谷知子：子供靴考②：子どもにとって靴が育児器であるためには．かわとはきもの 205：2-6, 2023

（坂口　顕）

4 足病患者のための靴

ここがポイント！
- ▶ 足病とは何かを知ろう！
- ▶ 足の慢性創傷を診よう！
- ▶ 下肢の循環を把握しよう！

1 足病の定義

　日本フットケア・足病医学会は，「患者さんの歩行を守り，生活を護る」ために，多職種・多診療科から結集したメンバーの集合体である．日本は高齢化社会を迎え，糖尿病，動脈硬化症，透析を代表とする慢性腎臓病のほか，慢性静脈不全症や各種膠原病などの疾患をベースとした「足病」を患う患者が増加の一途である．

　「足病(podiatry)」，「足病医学(podiatric medicine)」，「足病医(podiatrist)」という言葉があるが，西洋で100年以上の歴史がある「足病医学」が東洋には存在しない．西洋では，足病学部が医学部や歯学部と同様に存在しているが，東洋にはそれがない．米国を例にあげれば，2017年の時点で9つの足病学部を有する大学があり，18,000人の足病医が存在している．また，米国足病医学会(American Podiatric Medical Association：APMA)は1912年に設立され，100年以上の歴史があることに比べ，東洋社会においては，医学教育のみならず看護教育，理学療法士教育，義肢装具士教育にも「足病」がないため，それぞれが学習した「足病」以外に関する知見のみで「足病」に対応しており，西洋における足病診療のレベルには達しないのは当然である．

　本学会の目標の一つが，「日本版(アジア版)足病医学」を確立させることであり，その一環として2022年に「重症化予防のための足病診療ガイドライン」が発刊された[1]．その第1章では，「足病」が以下のように定義されている．『起立・歩行に影響する下肢・足の形態的，機能的障害(循環障害，神経障害など)や感染とそれに付随する病態に加え，日常生活を脅かす非健康的で管理されていない下肢・足を足病と定義する．』．具体的には以下の疾患を扱うことが多い．

第4章　シーン別　靴の処方

①糖尿病性足病変，②末梢動脈疾患（peripheral arterial disease：PAD）もしくは下肢末梢動脈疾患（lower extremity arterial disease：LEAD），③慢性静脈不全症（chronic venous insufficiency：CVI），④慢性腎不全に伴う足病変，⑤下肢リンパ浮腫，⑥膠原病による足病変，⑦神経性疾患による足病変，である．

そして，上記①～⑦の進行形がいずれも創傷を有し，それぞれ，①糖尿病性足潰瘍，②重症下肢虚血（critical limb ischemia：CLI）もしくは包括的高度慢性下肢虚血（chronic limb-threatening ischemia：CLTI），③静脈うっ滞性潰瘍，④慢性腎不全に伴う足潰瘍，⑤下肢リンパ浮腫に伴う足潰瘍，⑥膠原病性足潰瘍，⑦各種神経性疾患による足潰瘍，となる．いずれも歩行が侵される病態といえる．

2 足病の実態

1 糖尿病性足病変

現在，糖尿病には世界成人人口の10.5％（5.37億人）が罹患している[2]．日本では現在約1000万人が糖尿病に罹患しており急増中である．糖尿病における足潰瘍の世界全体での有病率は6.3％と報告されている[1]．最近ではアジアにおける糖尿病患者が急増し，特に発展途上国では深刻な問題となっている[2]．西洋では靴文化があるが東洋にはない．家の中で靴を履かないことも足病重症化の要因である．日本では，糖尿病の三大合併症である末梢神経障害（peripheral neuropathy：PN）の有病率が約50％である[3]ことから，糖尿病があって末梢神経障害を有している患者は約500万人と推定される．この500万人の患者さんは，足に創傷を発症（足病の重症化）する可能性が高い．足病発症予防と重症化予防のためには靴を代表とするフットウェアは必須である[1]．また，わが国では，糖尿病にLEADを合併しやすい傾向にある．糖尿病性足潰瘍発症の病因は，①末梢神経障害（PN），②末梢血管障害（いわゆるLEAD），③感染症の3つであり，潰瘍の病態は4つに分類される．それを神戸分類[4,5]と呼んでいる．創傷を形成している病態はこれらが混合していることがある（図1）．

Type Ⅰ：末梢神経障害主体（図2，3）．

Type Ⅱ：末梢血管障害（LEAD）主体，すなわちCLI（図4）．

Type Ⅲ：感染症（軟部組織感染症や骨髄炎）主体（図5，6）．

Type Ⅳ：CLIと感染症が混在．

それらを見極めなければ，靴を中心とするフットウェアの処方へは行きつかない．そのため，足の創傷を診ることがすべての医療者に求められる．

治療の骨格を以下に示す．

Type Ⅰ：フットウェア優先．

4 足病患者のための靴

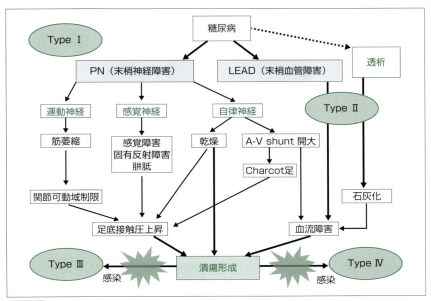

図1 糖尿病性足潰瘍の神戸分類の病因から創傷発生の病態

糖尿病性足潰瘍の神戸分類の病因から創傷発生の病態を示す．

Type Ⅱ：末梢血行再建術優先．
Type Ⅲ：デブリドマン優先．
Type Ⅳ：末梢血行再建術とデブリドマン．
である．上記を施行しながら，創傷と歩行の関係を留意し，それぞれの病態に応じたフットウェアを履き，多職種で協力していくチーム医療が大切である．

2 LEAD

　LEAD は慢性的に動脈硬化によって虚血を呈していく病態であるので，急性の概念ではない．Fontaine 分類が有名で，Ⅰ度（冷感），Ⅱ度（間欠性跛行），Ⅲ度（安静時疼痛），Ⅳ度（潰瘍，壊疽）と進む．Ⅲ度とⅣ度のことを別に CLI と呼び，一刻も早く末梢血行再建術を施行しなければならない．最近では，虚血が軽症でも感染による壊死が進行し，2週間以上治癒へ向かわないものを CLTI と総称している．LEAD は下肢の虚血であるから，下肢への血行動態を把握しなければならない．特に，拍動を触れることのできる総大腿動脈，膝窩動脈，足背動脈，後脛骨動脈は，足病を担う医療者は理解しておかなければ，正しいフットウェアへの処方へと結びつかない．末梢血行再建術を施行していながらタイトな靴下や靴を処方することは避けるべきである．

159

第4章　シーン別　靴の処方

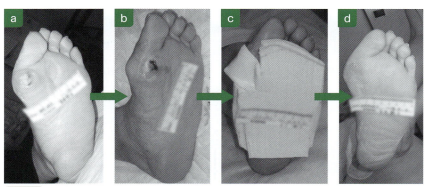

図2 糖尿病性足潰瘍（神戸分類 Type Ⅰ）の胼胝下潰瘍

糖尿病性足潰瘍の胼胝下潰瘍を示す(a)．外反拇趾と内反小趾があり，足趾を拡げられないため運動神経障害もある．black heel のある胼胝を削り潰瘍が露呈した(b)．フェルトで除圧し(c)治癒した後に(d)，潰瘍発症予防のためのインソールを処方した．

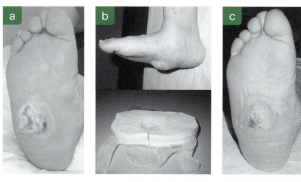

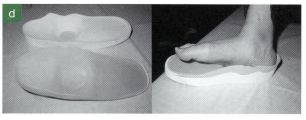

図3 糖尿病性足潰瘍（神戸分類 Type Ⅰ）の足底潰瘍

糖尿病性足潰瘍のシャルコー（Charcot）足による足底潰瘍を示す(a)．フェルト使用で免荷した(b)．潰瘍が治癒(c)した後に特殊なインソールで潰瘍発症予防をした(d)．
（カラー写真 p206）

👉 ここを見よう！

どの軟膏を塗布するかではなく，どんなフットウェアを履いてもらうかであり，ガーゼは少ない方がよい（図2）．

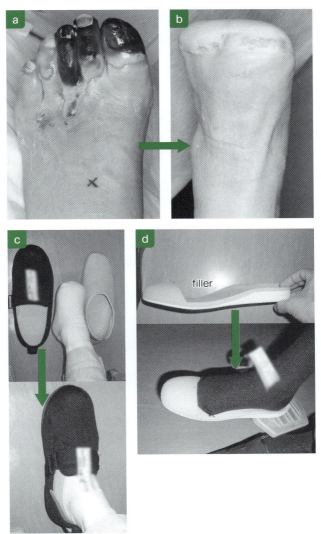

図4 糖尿病性足潰瘍（神戸分類 Type Ⅱ）

糖尿病性足潰瘍の CLI を示す (a). 末梢血行再建術後に modified TMA[6] を施行した (b). このような症例には足が中でずれないような2重の靴 (c) や filler（中物）付きのインソールが有効である (d). TMA：transmetatarsar amputation（中足骨切断）.

（カラー写真 p207）

第4章　シーン別　靴の処方

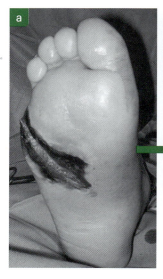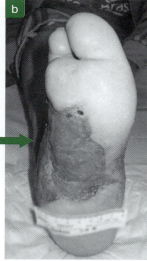

図5 糖尿病性足潰瘍（神戸分類 Type Ⅲ）

糖尿病性足潰瘍の重症軟部組織感染症を示す（a）．切開排膿後にデブリドマンを施行した．組織欠損に対しては遊離植皮術を施行した（b）．植皮片には知覚がないことを留意してインソール素材を考える必要がある．

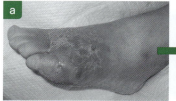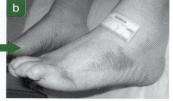

図6 糖尿病性足潰瘍（神戸分類 Type Ⅲ）

糖尿病性足潰瘍の重症軟部組織感染症（壊死性筋膜炎）を示す（a）．骨髄炎に陥った第5足趾を趾列切断し，一部は開放創で治癒した5年後の状態である（b）．重要なことは5年の経過で鉤爪趾が進行し運動神経障害が明らかになっているため，治癒後と5年後の足底分布圧が変化していることに気づかなければならない．予防的インソールを定期的に作り変える必要がある．

（カラー写真 p208）

ここを見よう！

足趾変形に注目！
　運動神経障害は，アキレス腱反射や膝蓋腱反射で診断するよりも，ハンマートウ/鉤爪趾や足趾を拡げることができないことの方が先行して現れる症状であり，足病の臨床にも重要である（図6）．

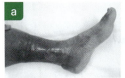 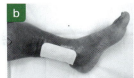 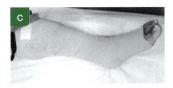

図7 静脈うっ滞性潰瘍
典型的な静脈うっ滞性潰瘍である(a). 潰瘍周囲のヘモジデリン沈着が特徴的である. シリコンドレッシング材を貼付(b)して, 弾性包帯を巻いて治療する(c).

(カラー写真 p208)

3 CVI

　静脈の還流障害により, 下肢の静脈圧が局所的に上昇することによって, 主に下腿に足病が出現してくる. 動脈は心臓のポンプ作用で末梢へ血液を運び, 静脈は下腿の筋肉のポンプ作用で血液を中枢へ戻すことから, 静脈圧を下げるための弾性ストッキング着用と下腿の筋肉を働かせることが治療の骨幹である. 立位では, 下腿の静脈圧は 50 〜 70mmHg まで上昇するが, 歩行すると 20mmHg まで降下する. しかし, 超高齢化社会を迎え, 歩行せず, 座位生活の長い習慣の高齢者が増えていることから, CVI 患者は増加し, 加えて創傷を有する静脈うっ滞性潰瘍は増えることが予想されている. 静脈瘤は CEAP の分類では C2 であるが, 静脈うっ滞性潰瘍は C6 で最も進んだ病態である(図7).

4 慢性腎不全に伴う足病変

　腎機能障害では, 血管内皮機能障害や Mönckeberg 型の中膜石灰化を引き起こし, 糖尿病や高血圧などとは異なるリスク因子として下肢血流障害やカルシフィラキシス(calciphylaxis)などの皮膚障害を呈し, 潜在的重症下肢虚血(subclinical CLI)が発症しやすい.

5 下肢リンパ浮腫

　原発性リンパ浮腫, がんの術後など原因が明らかな続発性リンパ浮腫に分類される. CVI 同様, 弾性ストッキング装着は必須である.

6 膠原病に伴う足病変

　膠原病は, 結合組織と血管を病変の主座とし, 自己抗体を高頻度に伴う多臓器性の慢性難治性疾患である. 下肢に病変を伴いやすい膠原病として, 関節リウマチ, 強皮症, 混合性結合組織病(mixed connective tissue disease：MCTD), アレルギー性肉芽腫性血管炎(Churg-Strauss 症候群), 壊疽性膿皮症などがある. たとえば関節リウマチは LEAD の罹患数の多い疾患であり, 加えて足関節の ROM が低下しているために CVI にもなりやすい傾向がある[7]. 通常は末梢神経障害がなく, 骨格の変形や潰瘍性病変に対して疼痛を訴えるために, 創傷の重症化は少ないが, 歩

第4章　シーン別　靴の処方

行のためのフットウェアは生活維持のためには必須である．足趾の変形が強いため，ハンマートウ／鉤爪趾や外反母趾や内反小趾の患者には，トウボックスの素材や高さ調整が必要となることが多い（第4章-6「足の変形・関節リウマチ」p173）．

7 各種神経性疾患による足病変

脊髄損傷，脳血管障害により下肢が麻痺することで下肢の変形や潰瘍を生じやすい．そのほか，先天性であるが，二分脊椎や色素性乾皮症も下肢に神経障害性の変形や潰瘍を生じやすい疾患である．

筆者からのメッセージ

慢性創傷や潰瘍を見るのが苦手なリハビリテーション職の方が多いと思います．創傷の病態を知らなければ，足病患者のリハビリテーションもフットウェアの理解がないままに歩行・生活指導を行うことになり，足病の重症化を招きかねません．現在，日本フットケア・足病医学会における理学療法士・作業療法士の割合は 3.5％で 200 人弱にしか過ぎません．これでは，超高齢社会を迎えている日本における足病患者の歩行を守り，生活を護ることはできません．是非とも当学会に入会して，足病患者の正しいリハビリテーションを一緒に進めましょう．リハビリテーション職に携わる方々の相互協力が必要とされています．

▶ **文献**

1) 日本フットケア・足病医学会編：重症化予防のための足病診療ガイドライン，南江堂，東京，2022
2) International Diabetes Federation：IDF Diabetes Atlas, 10th ed, 2021, https://diabetesatlas.org/atlas/tenth-edition/（2023 年 10 月 24 日閲覧）
3) 細川和広：糖尿病合併症の疫学研究の現状と課題 3. 神経障害と足病変を中心に．糖尿病合併症 19：35-39，2005
4) 寺師浩人：糖尿病性足潰瘍の 100 例，克誠堂出版，東京，2016
5) 寺師浩人：神戸分類に基づく糖尿病性足潰瘍の診断．日本医事新報 4960：17-22，2019
6) 寺師浩人ほか：Modified transmetatarsal amputation 40 患肢の検討．日形会誌 30：678-684，2010
7) 武川 力ほか：関節リウマチに伴う下腿皮膚潰瘍の難治化の原因─合併症の観点からの検討─．形成外科 51：1463-1469，2008

（寺師浩人）

5 透析患者のための靴

> **ここがポイント！**
> - セラピストが透析患者を担当する機会が増える！
> - 透析患者と足病変は密接な関係を示す！
> - 足病変に対しては多職種が連携し，病態に応じた介入が行われる！
> - 透析患者の足を守るために，セラピストの専門性を発揮する！

1 セラピストと透析患者を取り巻く環境

　2019年に腎臓リハビリテーション指導士の資格が創設され，透析患者に対するリハビリテーションの土台は整えられつつある．追随するかのように2022年度診療報酬にて，透析時運動指導等加算が新設され，リハビリテーション領域において直接的な介入が明確に点数化された．また同時期に運動器疾患リハビリテーション料の対象疾患として糖尿病足病変が追加された．必然的に足病変を有する透析患者のリハビリテーションを行う頻度も増加し，セラピストも慢性腎臓病や透析治療，足病変などに対する知識を必要とされるようになった．

2 透析患者の近況

1 透析導入年齢の高齢化が進む

　2021年末で慢性透析治療を受けている患者総数は，349,700人であった．年々増加傾向であったが，やや鈍化となり，今後患者数が減少すると予測されている[1]．しかし透析導入年齢は71.09歳と年々上昇し，維持透析においては70〜75歳の年齢層が最も多い．近年問題視されつつあるのが，この透析患者の高齢化に伴うフレイルである．透析患者は一般の高齢者よりもフレイルの割合が高く[2]，透析導入期からフレイルということも珍しくない．

2 足に問題を抱える

　透析導入疾患は2011年以降，糖尿病性腎症が第1位となり39.6％を占めるが，

第4章　シーン別　靴の処方

血糖コントロールなど保存期の治療成果によりその割合は横ばいとなっている．一方で増加傾向にあるのが高血圧を起因とする腎硬化症である[1]．どちらの疾患も動脈硬化が基礎となるため，末梢動脈疾患（peripheral arterial disease：PAD）の症状をもつ患者も多い．また透析治療はPAD発症の独立した要因であり，慢性的な病変から切断を経験する透析患者も増加し，その生命予後も不良である[3]．

3　透析患者の足の特性

1　足部周径に変動がある

透析患者の基準体重となるドライウェイトは，心胸比や血圧，静脈還流量などを考慮して設定される．体重増加は，中2日で6%を上限とすることがガイドラインで示されている．上限を上回る体重増加は，水分の過剰摂取などの影響を受けており，そのため足部は余分な水分貯留により浮腫を呈しやすい．透析治療では，4時間程度で水分や老廃物の除去を行いドライウェイトまで体重を調整するため，短時間で足部周径は変動がみられる[4]．

2　関節可動域制限や変形が生じやすい

1）関節可動域（range of motion：ROM）制限

①透析アミロイドーシス

透析治療により除去されにくいβ_2-マイクログロブリンの蓄積が原因となる．骨関節組織への沈着が全身の関節に生じ，特に関節構成体では滑膜や靱帯に沈着し，関節炎を引き起こし，関節破壊が進行する[5]．

②糖尿病性腎症

終末糖化産物（advanced glycation end products：AGEs）が関節包や靱帯などのコラーゲン線維でクロスリンクを形成する．特に高齢の糖尿病性腎症患者では足関節，母趾趾節間関節の制限が生じやすい[6]．

2）足部の変形

①シャルコー（Charcot）関節

糖尿病による合併症で神経障害を有する場合，下肢の関節などにシャルコー（Charcot）関節が生じる．病的な可動性や変形は，特に足部で多く見られ，アーチ構造が破綻する（図1）．

②鉤爪趾，ハンマートウ

シャルコー関節同様，足部内在筋（虫様筋・骨間筋群など）の筋萎縮により，外在筋とのアンバランスが生じ，変形に至る．鉤爪趾は中足趾節（metatarsophalangeal：MTP）関節伸展，近位趾節間（proximal interphalangeal：PIP）関節屈曲，遠位趾節間（distal interphalangeal：DIP）関節屈曲を，ハンマートウはMTP関節伸展，

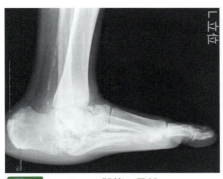 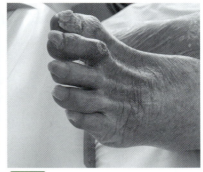

図1 シャルコー関節の足部 　　図2 ハンマートウによる足指の潰瘍

（カラー写真 p209）

PIP 関節屈曲，DIP 関節伸展位を取る[7]．どちらも中足骨頭が足底に突出し，足趾関節部も背側に突出するため，履物と接触し，潰瘍が形成されやすい（図2）．

3) 足部に潰瘍ができやすい

①下肢の石灰化

透析患者の下肢血管における石灰化は，高カルシウムや高リン血症などに起因する．特に膝関節より遠位で高度な石灰化病変が存在し，血管中膜が主病変である Mönckeberg 型動脈硬化が生じる．下肢血流の減少により，足部の虚血症状が出現し，容易に増悪する．

②透析中の血圧低下

透析中は非シャント側上腕で血圧を測定し，循環動態を常時管理している．透析中の血圧低下とは，Kidney/Dialysis Outcomes Quality Initiative（K/DOQI）診療ガイドラインにおいて，「透析中に収縮期血圧が 20mmHg 以上低下するか，症状を伴って平均血圧が 10mmHg 以上低下する場合」と定義されている[8]．透析中の血圧低下が生じると，冠血流量や脳血流量，下肢血流量の減少をきたし，さまざまな症状を呈し，生命予後不良となる．PAD を有する場合，上腕血圧よりも下肢血圧が低く，透析中に上腕血圧が低下すれば，下肢血流量もさらに減少する．そのため末梢にある足部の低酸素状態が創部増悪に寄与していると考えられている[9]．

第4章　シーン別　靴の処方

4 透析患者の足を多職種で介入する

> ここを見よう！
>
> 透析患者の足病変は発症しやすく，かつ重症化，慢性化しやすい．そのため，理学療法士を含む多職種が専門性をもって定期的な評価や介入を行うことが足病変の予防や重症化を防ぐポイントとなる．

1 足観察，フットケア介入

透析患者は，週3回透析治療のために通院するので，足部に対して定期的な評価を行う時間が確保されやすい．医師やフットケア指導士の資格をもつメディカルスタッフが評価を行い，リスク分類に基づいたフットケア介入が行いやすい環境である．

2 下肢血流の評価

臨床でよく使用される検査として，足関節上腕血圧比（ankle-brachial index：ABI）や足趾上腕血圧比（toe-brachial index：TBI），皮膚灌流圧（skin perfusion pressure：SPP）が行われる．透析患者に対してABIを用いて評価を行う際，血管の石灰化が進行している症例は高値を示し，正常と判断される可能性もあるため，複合的評価を行う[3]．

3 足部に対する治療

1）LDL吸着療法

代表的なものは，低比重リポ蛋白（low density lipoprotein：LDL），およびフィブリノーゲンの吸着を目的とした血液浄化器を使用するレオカーナ™（株式会社カネカメディクス製）治療である．2021年3月から臨床使用が可能となり，通常の透析治療に加えて，約2時間程度の治療を必要とする[10]．

2）血行再建術

透析患者の下肢血管病変は下腿や足部に多く，血管拡張術やバイパス術など末梢血管治療（end vascular treatment：EVT）が行われる．大切断を回避するためには有効な治療であるが，1年後の再狭窄が82％と多く[10]，定期的なEVTフォローが必要である．

3）切断術

保存的な治療や血行再建術でも奏効しない場合，切断術が適応される．しかし透析患者が大切断（下肢切断）に至った場合，1年生存率50.6％，5年生存率22.5％ときわめて低くなる[3]．そのためできる限り小切断（足関節より遠位部での切断）に留めておくことが望ましい（図3）．また歩行機能を維持するためにも，踵部など荷重部分を温存することは重要である．

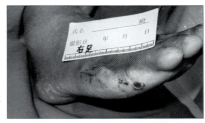

図3 靴擦れから潰瘍形成し，小切断に至った透析患者

（カラー写真 p209）

5 透析患者の足病変に対する理学療法

ここを見よう！

透析患者の足部に対する理学療法は，足部にのみ着目するだけでなく，活動性や運動耐用能，フレイルなどを考慮した介入が必要である．

1 関節可動域運動

1）歩行による足部ストレスを回避する

透析患者の移動手段として，歩行機能を維持することは QOL を保つためにも重要である．しかし足関節背屈制限や母趾趾節間関節伸展の ROM 制限がある場合に歩行を行うと，足底圧が上昇し，胼胝を形成しやすく，潰瘍形成する可能性もある[11]．安全に歩行を行うために，自動運動・他動運動ともに足関節や足部の適切な可動性を保つ．

2）小切断部位に対する可動域を維持する

患肢温存などできる限り大切断は回避されるが，一方で病的組織除去や感染管理目的で小切断が施行される．足関節より遠位での小切断を行うことは，下腿筋群の停止部を失うため，残存した足関節や足部は ROM 制限をきたしやすい[12]．足趾切断よりもショパール (Chopart) 関節，リスフラン (Lisfranc) 関節離断のほうが変形を生じやすく，その特性に応じた可動域運動が必要である（図4）．

2 レジスタンストレーニング

透析患者はフレイルやサルコペニアに罹患している割合も高い．透析時間の安静は一般高齢者とは異なるフレイルの発症要因である．そのため透析治療中にレジスタンストレーニングを行うことは，過度の安静を避けるだけでなく，運動時間も確保できるメリットがある．適切な運動負荷や時間を提供できれば，身体機能の改善も図ることができる[13]（図5）．

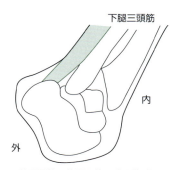
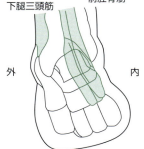

ショパール関節離断

前脛骨筋・後脛骨筋・腓骨筋群 総趾伸筋・母趾伸筋は，機能なし．

下腿三頭筋にひっぱられて，底屈や内がえしになりやすい．

リスフラン関節離断

腓骨筋群・総趾伸筋・母趾伸筋は，機能なし．

下腿三頭筋・前脛骨筋・後脛骨筋にひっぱられて，底屈や内がえしになりやすい．

図4 ショパール関節，リスフラン関節離断に伴う足部の変形

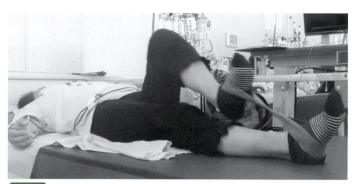

図5 透析中に行うレジスタンストレーニング

> **MEMO**
>
> **透析中に行う運動療法**
> 透析時間の心理的な拘束や不安定な循環動態により，透析患者は運動療法の機会を設けることが難しい．そのため非透析日の活動性を確保したり，透析中の運動介入を行ったりするなど，継続した取り組みが重要である．

5 透析患者のための靴

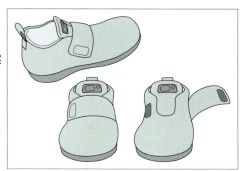

図6 透析患者に合った履物の提案
ポイント
①空気圧で調節できる．
②調節できる部分は，足の甲，前足部，後足部．
③足の甲，前足部を覆うような大きなベルクロ®（ベルクロUSA社製）．
④前足部や足趾に適度な空間がある．

3 歩行機能を維持するための履物や装具の活用

1）足部に潰瘍のない透析患者

　体重増加が多い透析患者は，透析前後で足部容積の変化が生じる[4]．そのため履物と足部の間に過剰な圧迫や擦過傷，いわゆる「靴擦れ」が生じやすい．履物の購入に際しては，非透析日に試着し，窮屈なサイズや過度に大きなサイズを購入しないように助言する．履物だけでは足部との調整ができない場合は必ず靴下を装着し，できれば透析前後で厚さの異なる靴下を準備したい．足部に変形がある場合は，前足部や足趾の圧迫がない，十分空間のあるものを選び，必要に応じてインソールを装着する．透析専用の履物は今のところ見当たらないが，透析患者の足に特化した履物の開発が待たれる（図6）．

2）足部に潰瘍あり，また小切断後の透析患者

　足部に創傷形成がある場合や小切断の治癒過程において，足部の免荷が必要であり，免荷用の装具や除圧を目的とした治療用靴が処方される．治療による免荷を守りつつ，活動性を維持するために荷重練習を行う（図7）．セラピストの監視の下，活動性を維持することができれば，身体機能の低下や運動耐用能の低下も予防することができる．

筆者からのメッセージ

透析患者の身体機能は，透析に関連する要因に高齢化が加わり，低下の一途を辿っています．身体的・精神的にもストレスを抱えている透析患者の介入のきっかけとして，透析患者の足元に目を向けてみませんか．

第4章 シーン別 靴の処方

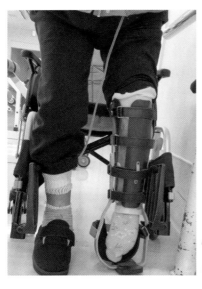

図7 サイム切断後によるPTB免荷装具での起立練習

PTB：patellar tendon bearing（膝蓋腱支持）．

▶文献

1) 花房規男ほか：わが国の慢性透析療法の現況（2021年12月31日現在）．透析会誌 55：665-723, 2022
2) Johansen KL, et al：Significance of frailty among dialysis patients. J Am Soc Nephrol 18：2960-2967, 2007
3) Aulivola B, et al：Major lower extremity amputation：outcome of a modern series. Arch Surg 139：395-399, 2004
4) 坂口 顕ほか：透析施行前後の足のサイズの変化．靴の医学 22：23-26, 2009
5) 安藤智洋：透析患者に生じる運動器の障害．日本義肢装具学会誌 31：130-136, 2015
6) 松井伸公ほか：日常的に歩行可能な透析患者の足関節および足趾の関節可動域に影響を与える要因（平成25年度研究報告書）．理学療法学 42：174-175, 2015
7) 菊池 守：糖尿病足病変による足部変形について．Woc Nursing 2：46-51, 2014
8) Levin NW, et al：What clinical insights from the early days of dialysis are being overlooked today? Semin Dial 18：13-21, 2005
9) Matsuura R, et al：Intradialytic hypotension is an important risk factor for critical limb ischemia in patients on hemodialysis. BMC Nephrol 20：473, 2019
10) 日髙寿美ほか：透析患者の下肢閉塞性動脈硬化症に対する新しいアフェレシスデバイス（レオカーナ）．人工臓器 51：55-61, 2022
11) 河辺信秀：足病を合併した糖尿病性腎症患者のリハビリテーション．日本腎臓リハビリテーション学会誌 2：105-117, 2023
12) 菊池恭太：透析患者PADの最前線—8切断術—．臨床透析 36：729-735, 2020
13) Sheng Kaixiang, et al：Intradialytic exercise in hemodialysis patients: a systematic review and meta-analysis. Am J Nephrol 40：478-490, 2014

（槻本直也）

足の変形・関節リウマチ

ここがポイント！

- 関節リウマチは，手や手指の腫脹やこわばりなどの症状がよく知られているが，足部の疼痛や腫脹が初発症状であることも多い．
- 前足部では外反母趾，開張足，扁平足，槌趾変形などの関節変形が見られる．
- 中足部から後足部では，ショパール（Chopart）関節，リスフラン（Lisfranc）関節，距踵関節や距腿関節の関節炎や関節強直が見られる．
- 足関節では内反あるいは外反変形が見られる．
- 股関節や膝関節の変形によって下肢の荷重軸が変位して，足部に無理な負荷がかかって足部の症状を引き起こすことがある．
- 関節リウマチは薬物治療により全身の関節炎をコントロールすることが重要である．

1 関節リウマチの前足部変形

　関節リウマチにおける前足部の変形では，外反母趾変形や槌趾変形などを合併した前足部扁平三角状変形がよく見られ，このような前足部の変形では，有痛性胼胝や靴などによる足部の皮膚潰瘍を生ずることも少なくない（図1）．リウマチ患者はもともと感染に対する抵抗力が弱いことに加えて，服用する薬剤の影響などもあり，足部皮膚潰瘍が感染をきたすと非常に重篤な病態を引き起こすこともある．したがって，足部の潰瘍ができないように靴を処方することが重要である．

　X線像では，著明な外反母趾変形と母趾中足趾節（metatarsophalangeal：MTP）関節の亜脱臼が見られることが多い．第2および第3足趾は槌趾変形のために，MTP関節において基節骨が背側に脱臼する（図2）．また，中足部から後足部では，ショパール（Chopart）関節やリスフラン（Lisfranc）関節の関節裂隙狭小化および扁平足も見られる．

　変形が著明になる前に，適切な装具や靴の処方による保存的治療が必要である．また，このような前足部変形が著明になった場合でも，装具や靴の処方による保存

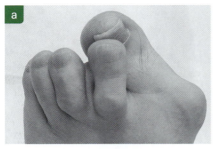
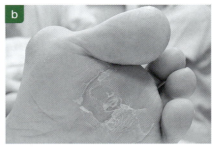
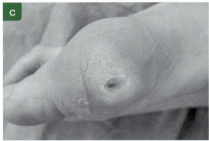

図1 関節リウマチにおける前足部の変形
a：外反母趾変形や第2および第3足趾の槌趾変形などを合併した前足部扁平三角状変形．
b：足底部，特に第2および第3中足骨頭部に生じた有痛性胼胝．
c：母趾 MTP 関節の内側（バニオンの部分）に生じた皮膚潰瘍．

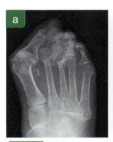
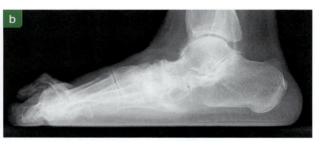

図2 関節リウマチにおける足部の X 線正面像（a），側面像（b）
著明な外反母趾変形のために母趾 MTP 関節は亜脱臼位にあり，第2および第3足趾 MTP 関節では基節骨の背側脱臼が見られる．また，ショパール関節やリスフラン関節の関節裂隙狭小化，扁平足も見られる．

的治療で除痛効果が得られる．

　前足部の外反母趾変形や槌趾変形などを合併した前足部扁平三角状変形では，足の幅が広くなるので，市販の靴では胼胝ができやすい．そこで，前足部の大きい靴と足部の縦および横のアーチを維持するための足底板を処方する（図3a）．足底板は靴の底敷きタイプのものと自宅で靴を履かない時に使用できるタイプのものとを作製すると便利である．特に，第2および第3足趾 MTP 関節の足底部に有痛性胼

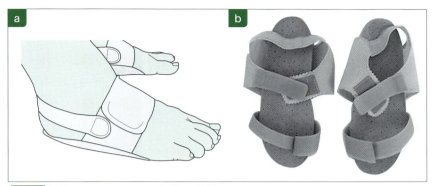

図3 関節リウマチにおける足部の装具
a：足部の縦および横のアーチを維持するための足底板.
b：第2および第3足趾MTP関節の足底部にもパッドを入れて外反母趾を矯正するタイプの装具.

胝がある場合には，中足骨パッド（metatarsal pad）の硬さや位置を調整する．さらに，外反母趾を矯正するために，鼻緒の付いたような装具を作ることも有効である（図3b）．この場合は，足袋型や5本趾の靴下を履くように勧めることも効果がある．

 ここを見よう！

基本的には足部の締め付けが少なく，縦および横のアーチを維持することが重要である．関節リウマチの場合には，すでに潰瘍や胼胝をきたしていることがあるので，靴や装具でそれらの症状を増悪させないように気をつけることが重要である．

2 中足部および後足部の変形

患者自身が中足部および後足部の疼痛や症状を訴えることは少ない．しかし，「**1** 関節リウマチの前足部変形」で述べたように，前足部の疼痛などが主な症状の場合でも中足部および後足部に原因があることもある．基本的には前足部に対する靴や足底板の処方を行う際に，同時に診察を行うようにする．

3 足関節の変形

足関節（距腿関節）では，著明な関節炎や周囲の腱鞘滑膜炎のために腫脹が見ら

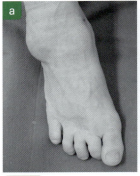 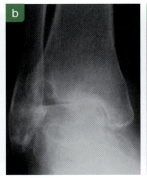 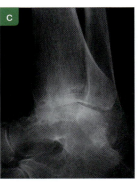

図4 関節リウマチにおける足関節部の所見
a：足関節に著明な腫脹が見られる．
b：X線正面像では関節裂隙狭小化と脛骨に骨欠損あるいは囊腫が見られる．
c：X線側面像でも関節裂隙狭小化が見られる．

れる（図4a）．X線像では関節裂隙狭小化や骨びらんなど関節リウマチに特徴的な所見が見られる（図4b，c）．関節軟骨や骨の破壊の状況によって，内反変形や外反変形をきたし，また，関節が骨性強直に至ることもある．

　足関節の安定化を図るには，ブーツのような履物がよいが，手指などにも障害があることが多いリウマチ患者では，着脱が困難なことがある．市販の靴では足関節は自由に運動できる反面，関節リウマチ患者では不安定になり，疼痛などの症状が軽減しないことが多い．そこで，前述したように，前足部や中・後足部の変形を考慮しながら，足関節の安定化を図るために，足関節の装具を症状に応じてゴム製のサポーターから支柱付きの装具まで適切に選択して処方する（図5）．さらに，これらの装具を使用して履けるような靴を工夫する．

ここを見よう！

　関節リウマチの足関節は，良肢位で骨性強直になると疼痛もなくなり安定化するため，装具も不要になる．まさに，関節固定術を行った後のようになる．このため，適切な靴や装具を処方して骨性強直に至らせることも重要な治療となる．

MEMO

骨性強直
関節を形成している隣接する骨が癒合すること．関節リウマチでは手関節や足関節に見られることが多く，骨性強直になると関節の可動性はなくなるが，安定化し，疼痛も軽減する．

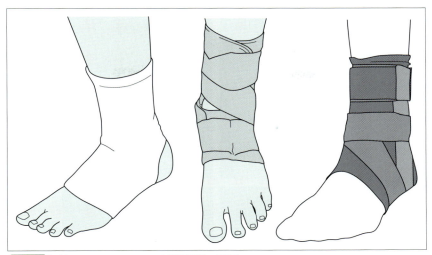

図5 関節リウマチにおける足関節部の装具
足関節の腫脹や疼痛に応じてゴム製のサポーターから支柱付の装具まで適切な選択をして処方する．

4 足部の手術

　関節リウマチの足部および足関節部の変形が著明になった場合には，手術が必要になる．筆者らは前足部の扁平三角状変形の場合，母趾 MTP 関節には人工関節置換術を，第2～5足趾に対しては中足骨頭切除術を行うことが多い（図 6a, b）．また，足関節内反変形に対しては関節固定術を行うことが多い（図 6c, d）．近年，中足骨を短縮・矯正骨切りして中足骨頭を温存し，MTP 関節の機能を維持する方法が行われることが多くなっている．また，足関節に対しては人工足関節全置換術も行われる．このように，さまざまな手術方法があるが，手術後にも，変形の再発防止のために適切な靴を処方することが重要である．

> **MEMO**
>
> **母趾 MTP 関節人工関節**
> 膝や股関節と異なり，シリコン性のものが用いられることが多い．

第4章　シーン別　靴の処方

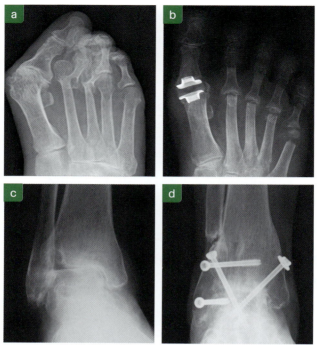

図6 関節リウマチにおける足部および足関節の手術の例

前足部の扁平三角状変形（a）において，母趾 MTP 関節には人工関節置換術を，第2〜5足趾に対しては中足骨頭切除術を行った（b）．足関節の内反変形（c）に対しては関節固定術を行った（d）．

筆者からのメッセージ

- 関節リウマチでは，下肢全体の状態を把握しながら，足関節や足部に対して靴や装具を処方することが重要である．
- 足部の変形が著明になって，日常生活の活動性が低くならないように，適切な靴を処方する．適切な靴や装具は変形の進行の予防にもなる．
- 変形が進行した患者に対して手術を行った場合でも，手術のみですべてが解決するわけではないので，術後にも適切な靴や装具の処方が重要になる．

（藤岡宏幸）

日本における在宅でのフットケア

　人生 100 年時代において，足の健康（自分で歩くこと）は，自力で食べること，排泄することとともに QOL の維持・向上に不可欠な要素である．最近では，足の耐用年数は 50 年といわれるようになり，65 歳以上の高齢者の約 7 割が足に何らかのトラブルを抱えているとされる．痛みがある場合にはトラブルに気づきやすいが，痛みがない場合，末梢神経障害などにより痛みを感じにくい場合，認知症により痛みを訴えられない場合などにはその異変に気づけず，悪化させてしまう場合がある．

　健康寿命を延ばすためには歩くことが非常に重要で，歩くためには足のメンテナンスは欠かせない．フットケアは爪切り，胼胝・鶏眼処置だけではなく，皮膚の観察，スキンケアも重要なケアの一つで，フットケアナースの役割としては，全身状態のアセスメント，自宅でのケアや支援が受けられるかなどの評価も重要な役割の一つである．近年では，フットケアを受けられる施設が増えており，フットケア外来を設けている病院もある．しかし，私が訪問している顧客にはまず「誰に頼んだらよいかわからなかった」「かかりつけの病院で断られた」「こんな仕事をしている人がいることを知らなかった」と言われる．汚い足を見せるのに抵抗があり，問い合わせの連絡をするのに 1 年かかった人もいる．足にトラブルがあるにもかかわらず羞恥心から問い合わせをためらっていた，メンテナンスを受けられる場所が近くにない，知らないなど，機会に恵まれなかった人も多い．そして，とても困っていたと言う人が多い．地域柄近くにサロンがない，あっても行けない，受診できない，できれば自宅に来てほしい，という人々に対して訪問フットケアが重要な役割を果たす．現在の顧客はほとんどが要支援の人で，日常生活はほぼ自立されているが，皆何らかの疾患は抱えて生活されている．そのような人の介護予防のためにもフットケアは重要で，足病変の予防・早期発見も看護師である私の役割で，今後，地域の医師や訪問看護，ケアマネジャーなどとも連携し，健康寿命の向上のサポートをする一員となることもフットケアナースの役割である．

　訪問歯科，訪問美容などとともに，訪問フットケアが当たり前になる日が来ることを望んでいる．

（小林美穂）

第5章

ADLと環境設定

1 靴の着脱動作

ここがポイント！

▶ 靴の3大原則！　靴の使命，靴の宿命，靴の役割をおさえよう！
▶ 靴の着脱動作が自立すると入院生活は大きく変わる！
▶ 靴を履く時の姿勢とその特徴は？
▶ 靴を履く動作過程でのさまざまな困難を克服する極意を知ろう！
▶ 対象者の疾病・障害特性による指導のコツはこれだ！

1 靴の原則をおさえよう！

1 原則1　靴の使命：最優先使命は安全性，安全に履けない場合は介助を！

　当然のことではあるが，改めて確認しておく．靴は，移動時の支持基底面をなす足部に履くものであり，その不適合は転倒の危険に直結する．また，頻回に，あるいは長時間体重負荷する場合，靴による足部への圧刺激や摩擦が重篤な侵害刺激となりうる．足を守りサポートするはずの靴が逆に足を傷つけないよう，セラピストはしっかりと評価・指導しなくてはならない．安全性が確保できない場合は，一人での靴の着脱を禁止し，介助を求めることを教育する必要がある．

2 原則2　靴の宿命：「履きやすさ」と「足への適合性」は相反する！

　靴の着脱動作の容易さと足への適合性は相反する．これは靴の宿命である．靴の着脱動作に困難を感じている人に対して，セラピストは，この宿命の間を縫うように着脱動作・姿勢や靴・自助具などの工夫を凝らしながら，靴の着脱を可能かつ円滑にするための援助を行う．その際，絶対忘れてはいけないのは，原則1の「最優先使命は安全性」である．

3 原則3　靴の役割：靴の役割はさまざま．その役割が着脱動作を変える！

　ちょっと郵便受けまで．さぁ勤め先へ．思い切りテニスを．これらの状況での靴の履きかたを思い出してみてほしい．郵便受けまでなら歩きながら足先を靴に突っ込み踵部分は踏んだまま．だが，テニスをする時は，座って靴紐を丁寧に締める．つまり，私たちは靴に求める役割によって履く動作を使い分けている．

靴の役割はさまざまである．保温やファッションなどの役割もあるが，本項で扱う役割は主に，道路の凹凸，石や釘による外傷から足を守ること，病院の床の汚れや菌をベッドに持ち込まず清潔を保つこと，靴が運動を阻害しないこと，さらには，靴が運動要素をサポートすること，などである．

これらの靴の大原則を踏まえ，本項では，障害や加齢などにより靴の着脱に困難を感じている人やひと工夫必要な人を想定しつつ，その着脱動作を考える．ところで，靴を脱ぐ動作は靴を履く動作に比べて容易である．また，靴を履く動作の工夫を応用することによって，靴を脱ぐ動作は可能になる．したがって，本項では，靴を履く動作を主に扱う．

2 靴の着脱動作が自立すると入院生活は大きく変わる！

在宅生活では，外に出ないかぎり靴を履く必要はない．しかし，在宅生活に戻る前に長期の入院生活を経験する人も多い．入院中，起き上がり動作，移乗動作，車椅子操作と獲得しても，靴の着脱に介助を要するために結局はベッド上生活が長くなる，という現状がある．靴の着脱さえ自立すれば，自由に車椅子に移乗し，ちょっと談話室へ，売店へ，と生活範囲を広げ，疲れたらベッドで横になることができる．結果的に対象者の生活の質は大きく改善され，ひいては，精神・身体機能が向上する．したがって，靴を履く動作訓練を始めるための機能が揃えば，可能なかぎり早期に，この訓練を始めることが望ましい．一般的にセラピストには，対象者の機能がプラトーになった頃や退院後の生活を考える割には，その時点での院内生活の質をおろそかにする傾向にあるが，これはよくない．対象者の「今」を大切にしたい．

> ▷ MEMO

靴の着脱動作訓練「可能なかぎり早期に開始」とはいつ？
靴の着脱訓練はいつ開始するべきか．それは動作介助の段階である．つまりセラピストは，動作を100％介助するのではなく，自立後の動作をイメージし，すでに可能な動作部分や可能になりそうな部分には対象者の協力動作を促す．ポイントをおさえ数分のみ費やす程度がよい．この段階での対象者の疲労や時間の消費がその日のセラピーに支障をきたしては，本末転倒である．ポイントがスタッフ間で共有され，靴の着脱のたびに「ポイント」が繰り返されることが望ましい．ただしこの時点では，対象者はあくまで介助されていると感じている．

3 靴を履く姿勢

靴を履く動作に困難を感じている人は，立って靴を履くことはほとんどない．靴

第5章　ADLと環境設定

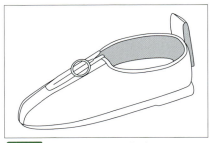 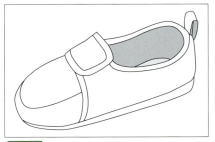

図1 開口部が大きい靴（ファスナー付き）

甲の部分が左右に開く．ファスナーにリングを付けたり，踵部に長めの当て布を取り付けたりすることにより，リーチ距離を短縮し，操作を簡便化する．

図2 開口部が大きい靴（ストラップ付き）

ストラップを留める位置は通常外側にあるが，あえて中央に位置させている．リーチ距離が数cm短縮する．対側上肢で操作する場合，特に操作しやすい．

を履く主な姿勢は，大別すると，①椅坐位で体幹を前屈させる姿勢，②椅坐位で片足を組む姿勢，の2通りとなる．

1　椅坐位で体幹を前屈させる姿勢

椅坐位で体幹を前屈させる姿勢の場合，坐位バランスと股関節の屈曲方向への可動域が必要である．また，操作の間の姿勢を保持する必要もある．

姿勢の保持が困難な場合，ファスナー付き靴のファスナーにリングを付けるだけで（図1），リーチ距離と操作時間が短縮され，対象者の負担はかなり軽減される．靴のストラップを留める位置を外側から中央に移動させることで問題解決する場合もある（図2）．このタイプは特に，片麻痺の人が健側上肢で麻痺側のストラップを留める時に有効であるが，しっかり締めることは難しい．

リーチが困難な場合は長柄の靴べらやリーチャーを用いる．この場合，開口部が大きく留め具が扱いやすい靴が適している（図1，2）．

座位バランスが低下している場合は，股関節と体幹，場合によっては頸部の屈曲の一部を眼球運動（下を見る）で代償させ，重心移動を最小限にする．

足を足台に乗せて靴を履く方法もあるが，その後車椅子に移乗する場合は，足台が移乗の邪魔になることを考慮して，使用を検討する．また，足台の使用は，必要な股関節の屈曲角度に大きな違いをもたらすものではない．

2　椅座位で片脚を組む姿勢

椅座位で片脚を組む姿勢をとる際，組む側の下肢の関節可動域，特に股関節外転・外旋と，その脚を逆脚の大腿部に乗せる運動能力，あるいは，上肢でその脚を持ち上げる上肢の筋力が主なポイントとなる．この姿勢で一側の脚を持ち上げるのはか

1 靴の着脱動作

なりの力技だが，逆脚の大腿上に肘あるいは前腕を置き，そこを支点とし，てこの原理を用いて練習すると，力の弱い女性でもできる場合が多い．

ストラップをこの姿勢で留める場合，靴を履く足が床などに接しておらず浮いた状態となる．そのため，この足の協力動作（押し返す動作）が得られない場合は押せば逃げるので，締めることができない．この場合，ストラップを対側の輪に通し方向転換させて締めるタイプ（図3，以下，往復タイプ）を使用すると，一度ストラップを手前に引いて締めることができるので，かなり改善される．短時間なら体幹前屈姿勢が可能な場合は，組んだ足を床に降ろしストラップを締め直した方がよい．また，本人にとってこの方が楽な場合も多い．

4 靴を履く動作過程，および各動作過程の代償手段

靴を履く動作を，①靴を適切にセットする，②足先を靴の開口部へ入れる，③足先を靴先へ滑らせ入れ込む，④踵を靴に入れる，⑤踵を靴後部に合わせる，⑥靴紐・ストラップなどを締めて靴を足にフィットさせる，の6過程に分け，動作のポイントおよび代償手段を考えていく．

1 靴を適切にセットする

靴に足を入れる前の準備過程であり，**2**で述べるストラップの仮留めもこの過程の動作である．片麻痺の回復過程の一時期にある場合や下肢の動きに制限がある場合，下肢の運動パターンや運動範囲を考慮して靴をセットする必要がある．

2 足先を靴の開口部へ入れる

開口部が大きいほど足先を靴に入れやすい．ストラップ付きの靴は開口部が大きいうえに，履いた後のストラップ操作が簡便なので，よく用いられる．ストラップにある程度の硬度がある場合は，緩めに仮留めしストラップをドーム形にすることで開口部を広く保つことができる．ストラップが前述した往復タイプ（図3）の場合，しっかりと締めることができるのが大きな利点であるが，ストラップを往復させるため柔らかい素材が使用されていると，ストラップがドーム型を保持できずに落ちて開口部を狭める場合がある．靴を選択する時の留意点である．

中央部分を開閉するファスナー付きの靴も開口部が大きく，そのうえ，履いた後の操作はストラップより簡便である（図1）．この場合も，ファスナーを開いた時に両サイドが下に落ちて開口部を狭めない程度の硬度が，素材に必要である．

フルオープンタイプの靴（図4）は，準備や後の動作が煩雑であるが，さらに大きな開口部が確保できる．足部に重度の変形や拘縮があり，介助者が靴を履かせにくい場合には，有用である．

185

第5章 ADLと環境設定

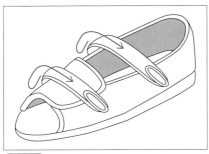 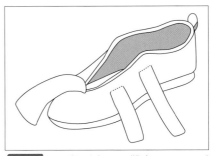

図3 開口部が大きい靴（ストラップ付き 往復タイプ）
ストラップを対側の輪に通して戻して留める．しっかり締めることができる．前部にもストラップがあることで足全体によくフィットする．

図4 開口部が大きい靴（フルオープンタイプ）
開口部が特に大きいフルオープンタイプ．変形のある足に介助者が履かせる場合に有効である．

3 足先を靴先へ滑らせ入れ込む

　靴を知覚しつつ足部を前方へ移動させる過程である．一般的には，靴先を固定物に押し当てたり，靴べらを使用したりする．足趾の屈伸運動を用いる場合もある．足趾の屈伸が困難な場合，動作過程 2 と同様，開口部が大きく，また，靴前方の内空間が広い靴が履きやすい．

　足先を前方へと滑らせる時，前方だけでなく下方への力も同時に働いている．下方への力が強すぎると足部の前方移動が困難になり，弱すぎると靴も足とともに前方移動してしまう．前方移動を止めるには滑り止めマットが有効だが，マットの使用が他の動作の阻害因子になる場合が多く，練習の一過程のみで使われることが多い．靴を長柄の靴べらやリーチャーで固定すると，次の動作過程「 4 踵を靴に入れる」とともに遂行できる．リーチャーには携帯用（伸縮型）もある．

4 踵を靴に入れる

　動作過程 3 を終えてまだ踵が靴に入っていない場合，靴べらなどを使用して踵部を靴に入れる．靴の踵部に持ちやすいような工夫をしておき，その部分を引き上げながら踵部を入れ込む方法もある（図1の踵部）．リハビリテーション用の靴には，靴後部に硬度のある素材を使用し靴べらの機能をもたせたタイプも多い．踵を靴に入れる動作が面倒で，踵部分を踏みつけて履く人や大きめな靴を選ぶ人がいるが，これらは好ましくない．

1 靴の着脱動作

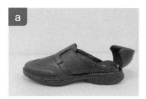 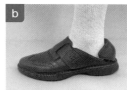 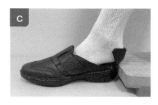

図5 靴が踵を包み込む可動式の靴

介護シューズ「手楽靴」（株式会社アイキ製）．
①靴を履く：靴の踵部分が開いている（a）．足を靴に入れ体重負荷すると，靴底に組み込まれている踵開閉装置により，開いていた踵が閉じ，足を包み込む（b）．
②靴を脱ぐ：靴の踵部分を固定物に当てて足を後方に引くことで，踵部分が元のように開き，靴を脱ぐことができる（c）．

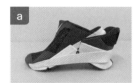 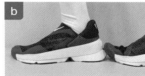 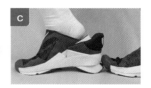

図6 靴が踵を包み込む可動式の靴

「ゴー フライイーズ」（ナイキジャパン）．
①靴を履く：靴が前部と後部に分かれるようになっており，靴底を山折りにすることで，前部と後部が開いている（a）．足を靴に入れ体重負荷することで靴底が平らになり，開いていた前部と後部が閉じ，足を包み込む（b）．
②靴を脱ぐ：他方の足先で靴の後下部を軽く踏みつけたまま（b），足を抜くと，靴底が山折りに戻り，履く前のように靴が前後に開き，靴を脱ぐことができる（c）．

> **MEMO**
>
> **自動的に靴が踵を包み込む可動式の靴**
> 靴底に踵開閉装置が入っているものや（図5），靴が前部と後部（踵部分）に分かれており足底を山折り状態にすることで前部と後部が開いていて，履くと踵部分が閉じる可動式の靴（図6）がある．興味深いが使用者の声はまだ少ない．

5 踵を靴後部に合わせる

靴の中で足は後方に位置し，前方に少し余裕がある状態が適切である．この位置に足を置くには，踵部分を床などにトンと打ち付ける動作が必要となる．積極的に歩行する場合，体重が負荷される度に生じる頻回な靴からの圧や摩擦で足を痛めないために，特に重要な過程である．しかし，移動が車椅子中心の場合，積極的に歩行する時ほど適合性は必要ないので，動作過程**5**は省略されることが多い．

第5章　ADLと環境設定

6 靴紐・ストラップなどを締めて靴を足にフィットさせる

　一般的に靴は，靴紐やストラップなどを利用し，履く時は緩めて開口部を広げ，その後締めて靴を足にフィットさせる．靴紐の場合，開口部に近い部分のみを締める方法（以下，部分締め）が一般的であるが，紐を前方から開口部に向けて締める方法（以下，全体締め）が推奨される．本格的にスポーツをする場合など靴のサポート機能を最大限に使用する場合は，全体締めが必須である．ストラップの場合，全体締めには前後2本付いているタイプが適している．それが往復タイプだとさらにフィットする（図3）．

　靴紐の操作の簡略化のため，靴紐とファスナーを備えた靴がある．この場合も履く時は，ファスナーを閉めた後に全体締めをする方法が推奨される．実際はファスナー操作のみで着脱する人が多いが，靴紐を結んだまま着脱ができる程度に紐を緩めたまま履く方法に比べれば，この方が数段好ましい．

　足の甲を覆う部分や靴紐に伸縮性をもたせている靴の場合，靴紐などを締める動作が不要になる．ただしこの場合，開口部を広げながら動作過程 **2**〜**4** を実施しなくてはならない．また，伸縮性により靴のサポート機能が低下することに特に留意しなくてはならない．

　これらの6段階の過程を経てようやく靴を履き終える．

　最後に，「靴の原則2　靴の宿命：『履きやすさ』と『足への適合性』は相反する！」を再確認する．この項で紹介した靴以外にも，最近，素材や形状，構造などの工夫により，履きやすさと高いフィット感をうたったものが販売されている．確かに靴は進化してきている．しかし，靴に運動要素のサポート機能を求める場合，すなわち，「足への適合性」を最大限活用する場合は，紐靴を選択し，紐を前方から開口部に向けて足に合わせて丁寧に締めていく全体締めを指導することが好ましい．

> ▷ MEMO
>
> ● 靴紐のアタッチメント　靴紐操作がワンタッチ
> ● 靴紐を通す穴3個分の左右2パーツからなるアタッチメント．一度装着すれば，
> ● ワンタッチで留めることができる（図7）．

5 対象者の疾病・障害特性などによる指導のポイント

1 高齢者

　歩行時の転倒リスクが高くなるため，靴の役割「運動要素のサポート」の活用が必要となる．そのためには，正しい靴の履きかた，特に，前述の動作過程「**6**靴ひも・ストラップなどを締めて靴を足にフィットさせる」が重要となるが，高齢者は，生

1 靴の着脱動作

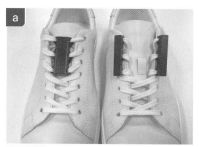
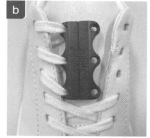

図7 靴紐のアタッチメント　ワンタッチで靴紐操作

「Zubits®（ズービッツ）」（株式会社 Zubits Japan）．
靴紐を通す穴3個分の左右2パーツからなるアタッチメント．左右のパーツが強力なマグネットで固定されるが，捻ると外れる．パーツそれぞれに靴紐を通し，締め加減を一度調整すれば，ワンタッチで留め外しができる．

活上の諸々の動作を負担に感じており，若者以上の面倒さを感じやすい．指導のポイントは，正しく靴を履いた状態での歩行体験である．実際，「足が軽い」「スッと歩ける」という声を聞く．筋力が低下した人にとって，この体験は鮮烈なようである．

2 片麻痺

共同運動パターンを呈する段階にある人の場合，そのパターンを考慮して靴を置く位置や方向を定める．

靴を履く動作が困難な場合，努力が下肢の伸展パターンを増強し，動作がさらに困難になる．こういう時は途中でリラックス・深呼吸してもらうと改善されることが多い．また尖足により動作過程「**4** 踵を靴に入れる」，「**6** 靴紐・ストラップなどを締めて靴を足にフィットさせる」が困難な場合，正しい体重負荷は正しい筋緊張を導くという原理を利用し，立位や歩行の訓練をしつつ数回締め直すとよい．

3 半側無視

半側空間無視，半側視空間無視も，ほぼ同義語である．無視側の靴を履くことが困難な場合，足を組むなど足部を非無視側に位置させると動作は改善する．しかし，無視側で靴を履く動作は，有効な無視の治療となる点も考慮すべきである．

4 注意障害

靴を履いて移乗する際，その目的は移乗であり，靴を履く動作はその準備である．注意障害の場合，目的が優先され，準備に向けるべき注意が不十分になるため，靴を履く動作がぞんざいになる．このような場合や靴を履く動作への集中が得られない場合，セラピストは直後の動作を次々と指示するとよい．障害の程度を考慮し指示する動作に連続性を持たせていくと，注意障害に対する治療となる．

第5章　ADLと環境設定

5 呼吸循環系の機能障害

　呼吸循環系の機能障害がある場合は，靴の着脱動作時の前かがみ姿勢を避ける．胸郭の狭小化，横隔膜の圧迫を避けるためである．また，動作に努力が必要になると呼吸を止める人が多い．指導は，呼吸を止めないこと，息を吸った後吐く時に動作をすること，などである．

6 靴による圧刺激や摩擦に特に留意が必要な人

　糖尿病による感覚障害のある人，軽度の関節リウマチで関節保護が重要な人などがこれに該当する．靴を履いた後靴紐やストラップの締め具合を入念に確かめるとよい．緩すぎてもきつすぎても足を痛める．視覚や触覚（手で触る）などを用いた確認が必要な場合もある．また，足のサイズは夕方大きくなるので，一日中靴を履いている場合は，靴紐などの締め具合を調整するとよい．

筆者からのメッセージ

最近市販されている靴は，選択に迷うほどさまざまなタイプのものが揃っています．この項を読むことによって，それらの靴の特徴（形状，ストラップの数，靴の素材・柔らかさなど）がもつ意味を理解し，対象者の "my best shoes" を選択することができるセラピストになってください．

▶**参考文献**
1) 塩之谷 香：足のトラブルは靴で治そう，中央法規出版，東京，2005
2) 清水昌一：歩くこと・足そして靴，新装版，風濤社，東京，2008
3) 前田和男：足元の革命，新潮社，東京，2003

（山﨑せつ子・橋本絢大）

2 靴を履くための日常生活動作と環境設定

ここがポイント！

▶ 靴の要は，月形がある踵部，ここを大切に履こう！

▶ 踵が浮き上がらないように履くことが大切！

▶ 靴を履く姿勢はさまざまでも，踵を納められる環境をつくろう！

1 皆さんは，どのような姿勢で靴を履いているだろうか？

　立って履く人，座って履く人，しゃがんで履く人，人によって，靴の履きかたは異なっている（図1）．また，同じ人でも，場所や体調などによって履きかたが異なることもある．靴を正しく履いていなければ足部を痛める原因となることからも，日頃，何げなく履いている靴であるが，どのように履くことが重要かについて考えてもらいたい．

　同じ履物でも，前足部を差し込むだけのスリッパと靴とでは大きく異なり，靴を履く場合には，踵骨を納めることが大切である．靴を履く時に踵部分を踏んでいると，靴としての機能を発揮できないことになる．靴には，足部を靴に入れるだけで履ける靴，足部を入れた後ベルクロ®（ベルクロ USA 社製）テープなどで足背部（足の甲）を固定する靴，足部を入れた後に紐を結ぶ靴などさまざまなタイプがあり，これら靴の種類によっても履きかたは変わる．しかし，どのような靴であっても，踵を靴に入れるタイミングとその入れかた，足背部を固定し足部を靴内で安定させる方法を考えることが共通した基本のポイントである．

2 靴のどこに合わせて，履いているだろうか？

　靴を履く時に，靴の中で足部の位置をどこに合わせるかということは非常に大切なポイントであるが，間違えた合わせかたをしている場合も多い．靴を履いている時に靴擦れを経験する人もいるであろう．この靴擦れは，歩行時にアキレス腱部と靴との隙間が大きく，靴の中で足部の遊びが発生することが原因となって生じる．

第5章　ADLと環境設定

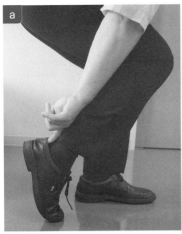
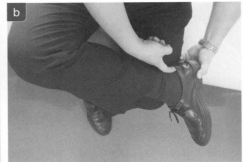
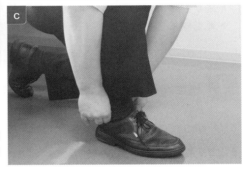

図1　靴の履きかた
a：立って履く；つま先を立てて踵を入れる.
b：座って履く；足を組んで踵を入れる.
c：しゃがんで履く；踵が靴の中で接地していることを確認して紐などを結ぶ.

このアキレス腱部と靴との間の隙間は，つま先側で合わせて靴を履いた場合に起きやすくなる（図2a）．また，この隙間があると，靴擦れだけではなく，足部と靴の動きにずれが生じ，運動効率の低下につながることもある．したがって，靴を履く時には，踵部で遊びが生じないように，踵側で靴に足部を合わせるようにし，紐を結ぶことがポイントとなる（図2b）．靴を履くという動作では，単に足部を靴の中に入れることではなく，その後の機能性を考えて，足部をどのようにして靴の中で安定させるのかという視点をもつことが大切である．

3　それぞれの履きかたにおけるポイントと環境調整

1　立ったままで履く場合

　紐やストラップがない靴を履く場合は，立ったままで履くことがある．立ったまま履く場合には，靴の足尖部分を地面にたたき付けるようにして，足部を靴の中に入れ，踵を通すという方法を使う人，また，靴の月形の部分に指や靴べらを入れて履く人が多い．この方法は，アキレス腱部と靴との間に空間ができるような履きか

2 靴を履くための日常生活動作と環境設定

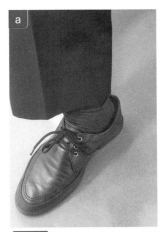 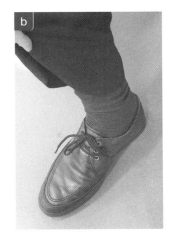

図2 靴の合わせ方
a：つま先側で合わせたままで靴を履くと，アキレス腱部と靴の月形の間に隙間が発生する．
b：踵側を合わせて紐を結ぶと，靴の中で足部が安定する．

たにつながる．

　靴のサイズが足部のサイズ（足長・足囲）に合っている場合には，逆に踵が入りにくいことがあるので，その場合には靴べらを使用する．靴べらを使用することなく，足部を靴に入れることができる場合には，足の甲の押さえが十分でないことがあり，動作時に靴が脱げかけ，靴擦れなどを引き起こす要因となることがある．小さな靴べらを使用する場合には，体幹を大きく前屈させ，靴に上肢を届かせることが必要であるが，体幹の前屈が制限されている場合には，長めの靴べらを使用し，靴まで手が届かない状況を代償している．

　立位姿勢が安定している場合はよいが，立位が不安定な場合には，上肢でつかまれる場所を確保することが必要である．下肢機能に問題が少ない場合には，股関節を屈曲したり，膝関節を屈曲したりして片脚立位となって靴を履く．片脚立位にて靴を履けるかどうかは，下肢機能の一つのバロメーターにもなりうる．片脚立位が不安定な場合には，次頁に示す「座って」の方法を取るようにする．また，片足を上げたまま履くことが難しい場合，その片足を足台の上に乗せるなどして，足部を安定させた状態で靴を履かせるという指導を行うこともある．環境整備としては，片足を浮かせた状態で靴を履くよりは，何らかの台の上に足部を乗せることで安定させようとすることが大切である．

193

第5章 ADLと環境設定

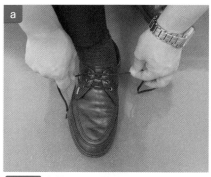 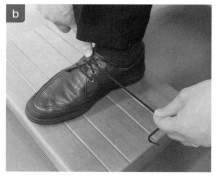

図3 座位で紐を結ぶ
a：靴を床に置いたままで手を伸ばして紐を結ぶ．
b：足台の上に靴を置いて紐を結ぶ．

2 座って，体幹を前屈してストラップや紐を締める場合

　椅子や腰かけの高さが下腿の長さに適している場合には，体幹を前傾し，靴まで上肢を伸ばし，紐などを結ぶようにする（図3a）．椅子が高く，足底が着いた状態を保持できない場合には，足台を配置し，足台の上に足部を乗せ，足底に向かって下腿の長軸に圧を加えることができる環境を整えることが必要である（図3b）．足底が適切に接地しているのかについては，足底の感覚に問題がない場合はよいが，知覚障害などがある場合には，視覚的に踵が靴に納まっていることを確認することも大切となる．

　さらに，この方法で紐を結ぶ場合には，体幹を大きく前方へ屈曲させることになるため，前方へ転倒しない座位バランス能力が必要である．そこで，靴を履く練習を行う前に，上肢が足部へ届く前屈姿勢が安定して取れるようになるための座位保持練習が必要である．靴を床の上に置いたままでできる人，足台の上に置いて紐を結ぶ人のいずれの場合も，股関節の十分な屈曲の可動域が必要であり，股関節の可動域制限がみられる場合には，体幹の前屈を伴った履きかたが無理な場合もある．

3 足を組んで靴を履く場合

　体幹を前屈し，足元へ手を伸ばすと前方への転倒傾向を呈する人の場合には，座った状態で足部を反対側の大腿部に乗せるように組んで履くようにする（図4）．靴を履いている途中で，足部が大腿部から落ちてしまわないように固定しておくことがポイントである．この方法は，靴に足部を入れるというよりは，靴を足部に合わせるようにして履くというイメージである．この姿勢で履く場合の注意点は，座位姿勢の保持である．座位姿勢が不安定な場合には，足部を大腿の上に持ち上げてくる

2 靴を履くための日常生活動作と環境設定

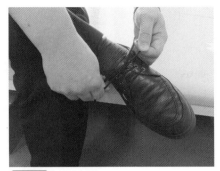

図4 足を組んで紐を結ぶ

ことで骨盤が後傾し，後方転倒する可能性が生じる．また，靴を履こうとした場合に，共同運動パターンの残存状況によっては，股関節が屈曲し下肢が上方へ逃げていくことも想定しておく必要がある．

　靴だけではなく，場合によっては，プラスチック下肢装具の装着が必要な場合も，この座位で足を組んだ方法が使われる．踵が装具の踵部にしっかりと固定されることが大切であり，その確認をおろそかにすると，歩行時に踵が浮いた状態となる．踵が浮いた状態で歩行していると荷重時に踵の上下運動が生じることになり，異常な筋緊張を引き起こすようになる．

> MEMO
>
> 安定した靴の履きかた
> 踵の納まりをよくすることで，月形が動かず，安定して靴を履くことができる．
> 安定して靴を履くことは，靴擦れの予防にもつながる．

> MEMO
>
> 靴紐タイプとストラップタイプとではどちらが優れているか？
> 靴の中での足部の納まりを考えた場合，しっかりと足部が固定されるのは靴紐タイプである．しかしながら，両上肢が動かなければ，十分な締め付けを行うことはできない．足部の周径は常に変化しており，その変化に対応するためには，靴紐の引っ張り強度を変化させることが必要である．ストラップタイプでは，ストラップの一端を引っ張ることで強さを加減できるが，多くの靴が内側から外側へ引っ張ることで留まるようになっているので，片麻痺者などで麻痺側のストラップを締める時にはやりにくいことも多い．

第5章　ADLと環境設定

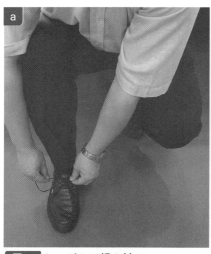 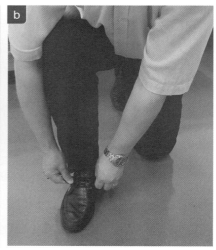

図5 しゃがんで紐を結ぶ
a：脚力がある場合，反対側の膝を浮かしたまま行う．
b：しゃがみ込みが不安定な場合は，反対側の膝をついて行う．

4 しゃがんでストラップや紐を締める場合

　ストラップや紐を締める側の足部を前方に出し，足関節が中間位になる程度で踵が浮かないように膝を屈曲する．脚力がある場合は，反対側の膝も浮かしたまま屈曲していきバランスをとるようにする（図5a）．地面が濡れていない場合，しゃがんだ姿勢を保持することが難しい場合などには，床に膝をつくやり方もある（図5b）．靴の月形部へ踵が納まり，アキレス腱部に遊びがないことを確認したうえで，ストラップや紐を締めるようにする．紐靴の場合には，足尖側より順に締め上げてくるようにすることが大切である．

　片方の靴紐を結び終わったら，反対側の下肢を前方へ出し，反対側の紐を結ぶことになるが，しゃがんだ状態で下肢の位置関係を変更することが困難な場合には，一度立ち上がることも必要になる．

 ここを見よう！

　　紐は最後の部分だけをきつく結んでもしだいに緩んでくるため，固定力は低下する．紐やストラップを足尖側からしっかり締めることで，踵骨が靴の中で安定するように足背部からの固定力が加わることが大切である（図6）．

2 靴を履くための日常生活動作と環境設定

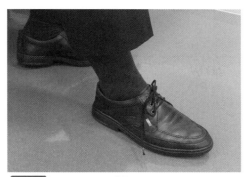

図6 紐はしだいに緩む

筆者からのメッセージ

靴の機能を最大限に発揮させるためにも,靴の中に,踵がしっかりと納まっていることを確認するようにしましょう.
紐靴は,紐をほどかずに脱ぎ履きを繰り返していると,足背部の押さえが弱くなっていくので,毎回紐の緩み具合を確認して,緩みなく履くように支援していくことが必要です.

(日髙正巳)

装具と靴

　靴を語るには日本の生活様式を考える必要がある．海外では靴で室内も生活するが，日本では室内で靴を脱ぐ．靴には差高があり，前足部の高さより後足部の高さの方が大きい．それによって立位での足関節角度が変わる．特にプラスチック製の短下肢装具を必要とする疾患の場合や義足では，靴の着脱が全身のアライメントに影響する．

　欧米では装具を製作する際に靴を履いた時のアライメントを考慮して採型肢位を決定する．履く靴は常に同じ差高のものを選ぶように指導する．そうすることで靴による足関節角度の違いでアライメントが変わらないようにする．

　日本では，発症後入院中に製作する場合，靴を履いてのリハビリとなるため，靴に合わせてアライメントを決定してから製作する．入院中のリハビリは靴を履いて行うため不具合が起きにくく，医療スタッフの目も届きやすいので解決しやすい．ところが退院すると室内では靴を脱ぐことでアライメントがおかしくなり，転倒や歩行困難を生じやすい（図1）．

　その対策として，①室内でも室外と同じ差高の靴を履く，②外出時に差高のない靴を履く，③室内用と室外用の装具を作り，足関節の角度を変える，④足関節が角度調節できる機構をつける，などが考えられる．また，装具の場合は患側と健側で大きさが違ってくるので，装具側の靴のサイズを変える必要がある．そして左右の脚長差を考慮して健側に補高を入れるなど，個々の症例に合わせた工夫が大切である．そのほか，足趾に変形のある症例では前足部まで開く外科開きの靴が必要となる場合もある．特に糖尿病の既往歴のある患者には気をつけなければならない．

　このように装具・義足使用者にとって靴の選択は非常に大切であり，間違った選択をすることで膝折れを起こしたり，足趾の変形を起こしたりしてしまう可能性がある．臨床では入院時だけでなく維持期の生活を考慮した装具製作と靴の選択の工夫が重要である．

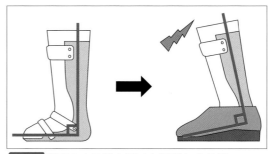

図1　差高のある靴を履くと膝折れする例

（荒田和昌）

カラー写真

■p35・36・42掲載

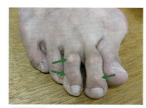
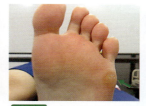
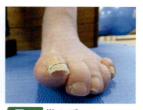

図3 外反母趾患者に認められた足趾背側にできた胼胝状の痕
矢印は胼胝状の痕を指す．

図4 小趾球外側の胼胝
この部分に大きな荷重がかかっているのがわかる．矢印は胼胝を指す．

図5 巻き爪
巻き爪に対するワイヤー治療．

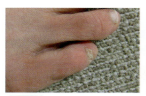
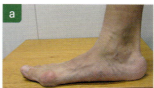
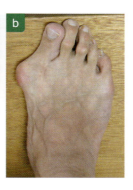

図6 爪の変形
小趾の爪が靴に当たり，変形している．

図7 外反母趾を伴う開張足
横アーチは扁平化しており，内側縦アーチも扁平化している．第1中足骨頭部は靴に当たって赤くなっている．

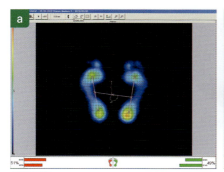
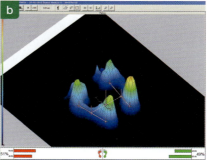

図18 FDM システム（Zebris 社製）による足圧分布測定

199

■p55掲載

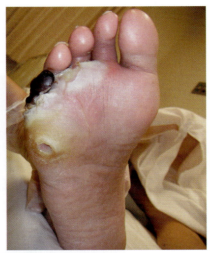

図4 糖尿病性足病変
第5趾に壊死，第5趾MTP関節底側に皮膚潰瘍を認める．第2～4趾には発赤・腫脹を認める．

■p69掲載

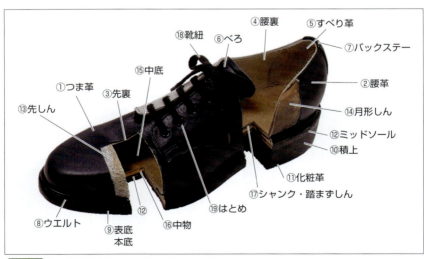

図1 靴の基本構造

200

カラー写真

■p72掲載

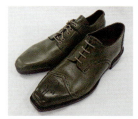
図2 外羽根式

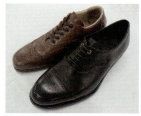
図3 内羽根式

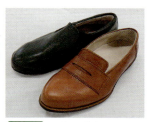
図4 スリッポン

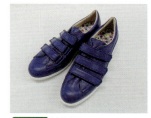
図5 外科開き

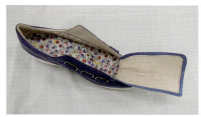
図6 外科開き（開いた状態）

■p74掲載

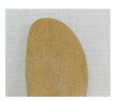
図8 オブリークトウ

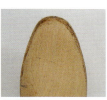
図9 ラウンドトウ

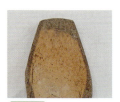
図10 スクエアトウ

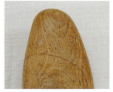
図11 オブリークトウとラウンドトウの間

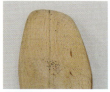
図12 オブリークトウとスクエアトウの間

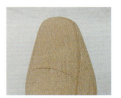
図13 ラウンドトウとスクエアトウの間

■p74掲載

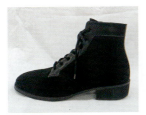 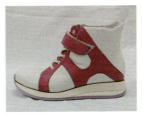 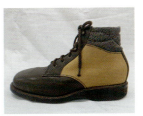

図14 ブロックヒール　　図15 ウェッジソール　　図16 ウェッジヒール

■p76掲載

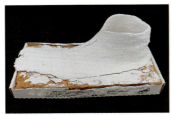 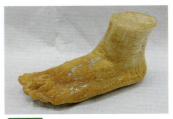

図17 陰性モデル（インプレッションフォームを用いた採型）　　図18 陽性モデル（樹脂製）

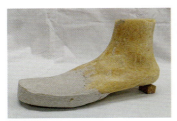 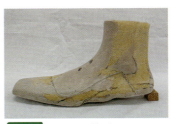

図19 靴型の製作（つま先部の製作）　　図20 完成した靴型

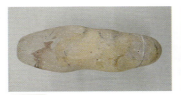 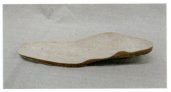

図21 靴型の足底面の修正　　図22 フットベッド

202

カラー写真

■p77掲載

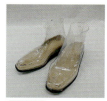

図23 チェックシューズ

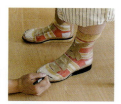

図24 仮合わせ
チェックシューズに修正箇所を直接書き込む.

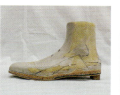

図25 中底の製作

図26 中底

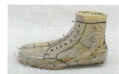

図27 アッパーの設計(ラストコピー)

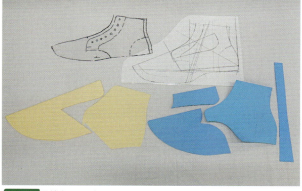

図28 型紙の設計
パーツが少ない方が裏革の型紙.

図29 完成したアッパー

■p78掲載

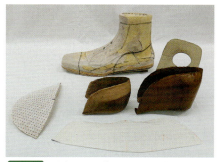

図30 月形しんと先しんの設計と製作

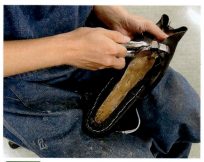

図31 つり込み

203

■p78・80・89掲載

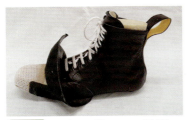
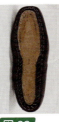
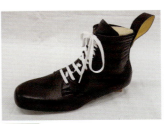

図32 つり込み（先しんの接着）　図33 つり込み（底面の接着）　図34 つり込み完了

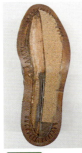
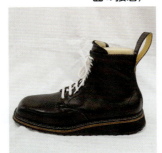
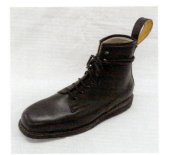

図35 ウエルト，シャンク，中物の接着　図36 靴底の製作　図37 完成

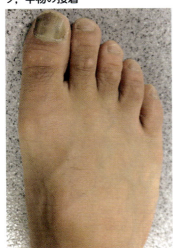
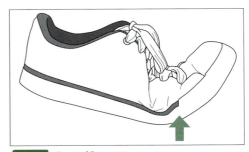

図5 圧迫の強い靴による足病変
不適切な靴を履き続けたために，母趾の爪が変色し，足趾にも胼胝がある．

図6 ボール部でのチェック
ボール部での屈曲が，MTP関節と合致しているかどうかチェックする．

■p138掲載

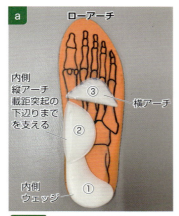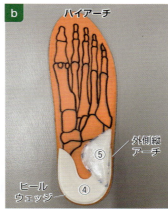

図2 運動連鎖から考えるインソールの一例

■p144掲載

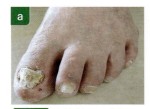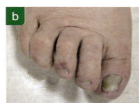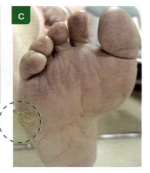

図3 高齢者の6割に認められる足のトラブル
a：爪白癬．
b：巻き爪．
c：胼胝．

■p160掲載

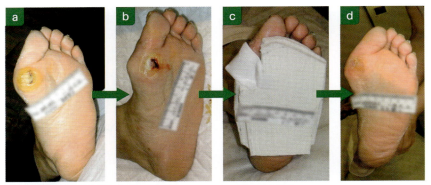

図2 糖尿病性足潰瘍（神戸分類 Type Ⅰ）の胼胝下潰瘍

糖尿病性足潰瘍の胼胝下潰瘍を示す（a）．外反拇趾と内反小趾があり，足趾を拡げられないため運動神経障害もある．black heel のある胼胝を削り潰瘍が露呈した（b）．フェルトで除圧し（c）治癒した後に（d），潰瘍発症予防のためのインソールを処方した．

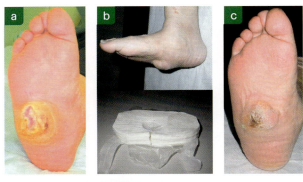

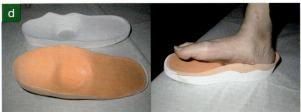

図3 糖尿病性足潰瘍（神戸分類 Type Ⅰ）の足底潰瘍

糖尿病性足潰瘍のシャルコー（Charcot）足による足底潰瘍を示す（a）．フェルト使用で免荷した（b）．潰瘍が治癒（c）した後に特殊なインソールで潰瘍発症予防をした（d）．

■p161掲載

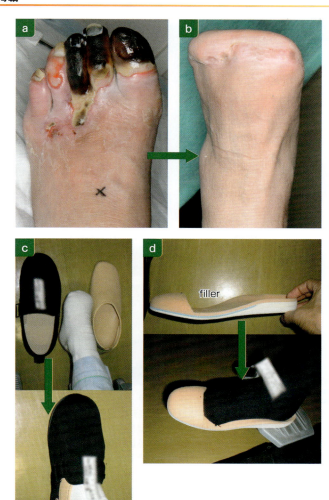

図4 糖尿病性足潰瘍（神戸分類 Type Ⅱ）

糖尿病性足潰瘍の CLI を示す（a）．末梢血行再建術後に modofied TMA[6] を施行した（b）．このような症例には足が中でずれないような2重の靴（c）や filler（中物）付きのインソールが有効である（d）．
TMA：transmetatarsar amputation（中足骨切断）．

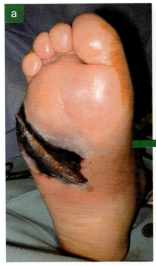
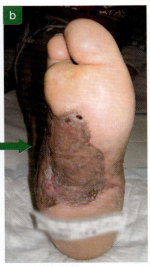

図5 糖尿病性足潰瘍（神戸分類 Type Ⅲ）

糖尿病性足潰瘍の重症軟部組織感染症を示す(a)．切開排膿後にデブリドマンを施行した．組織欠損に対しては遊離植皮術を施行した(b)．植皮片には知覚がないことを留意してインソール素材を考える必要がある．

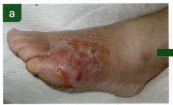
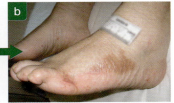

図6 糖尿病性足潰瘍（神戸分類 Type Ⅲ）

糖尿病性足潰瘍の重症軟部組織感染症（壊死性筋膜炎）を示す(a)．骨髄炎に陥った第5足趾を趾列切断し，一部は開放創で治癒した5年後の状態である(b)．重要なことは5年の経過で鉤爪趾が進行し運動神経障害が明らかになっているため，治癒後と5年後の足底分布圧が変化していることに気づかなければならない．予防的インソールを定期的に作り変える必要がある．

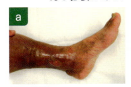
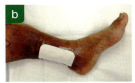
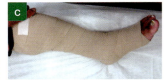

図7 静脈うっ滞性潰瘍

典型的な静脈うっ滞性潰瘍である(a)．潰瘍周囲のヘモジデリン沈着が特徴的である．シリコンドレッシング材を貼付(b)して，弾性包帯を巻いて治療する(c)．

■p167掲載

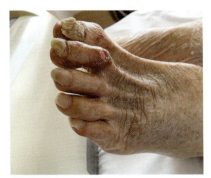

図2 ハンマートウによる足指の潰瘍

■p169掲載

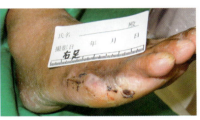

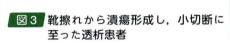
図3 靴擦れから潰瘍形成し，小切断に至った透析患者

索 引

欧文索引

ABI	168
arch	28
Chopart 関節	14,19
COVID-19 感染拡大	7
CVI	163
foot core system	57
heel cord	132
JIS 規格	83
Kendall の方法	37
LEAD	159
leg-heel angle	41
Lisfranc 関節	14
metatarsal pad	175

metatarsophalangeal 関節	19
Morton 病	55
MTP 関節	19
O 脚	36
PAD	166
short foot exercise	61
SPP	168
TBI	168
tie-rod 作用	30,92
toe curl exercise	59
toe spread out exercise	62
width	83
windlass effect	30,93
X 脚	36

和文索引

あ

アーチ	28,57
アーチ高	40
アーチ構造	16
アーチサポート	87,108
アウトソール	94
足台	184
遊び	192
圧刺激	65
厚底シューズ	9
アッパー	68,70,71,75,76,77,78,79
アパレル産業界	8
アライメント	198
歩き始め	147
アンクルロッカー機能	26
アンバサダー	125

い

インサート	69
インソール	69,138

う

ウィズ	83
ウィンドラス機構	44,65,132,150
ウィンドラス効果	30,93,96,97,99
ウェッジ	138
上履き	5
運動連鎖	134

え

エクササイズ	136
エジプト型	14

お

凹足	111
横足根関節	14,24

か

カーフレイズ	47,59
外脛骨障害	54,113
外在筋	29,57
外側楔	108
外側縦アーチ	35
開張足	41,111,173
外反膝	36
外反ストレステスト	43
外反母趾	33,41,49,113,133,143,173
過回内	94
踵荷重	128
鉤爪趾	33,166
角質の肥厚化	143
学童期	149
下肢リンパ浮腫	163
下腿の長軸	194
片麻痺	184,185,189
片麻痺児	151,152
学校行事	152
可動式の靴	187
環境整備	193
関節可動域測定	37
関節固定術	177
関節リウマチ	173
陥入爪	35,143

き

脚長差	114
吸汗性	118
教育現場と靴	5
協力動作	185
距骨下関節	17,24,92,132
距舟関節	24
距腿関節	16,23
ギリシャ型	14
筋緊張	64

く

クールダウン	64
靴開口部	153
靴型	75,76,77,78,79
靴型装具	68,70,74,75,78,79,80
靴型抜き	79
靴型の崩れ	154

靴下	117
靴擦れ	191
靴と足の不一致	100
靴の原則	182,188
靴紐タイプ	195
靴べら	186,193
靴を履く環境設定	7
靴を履く練習	194
クロスサポートメカニズム	22
軍靴	3

け

下駄	9,126

こ

後脛骨筋	132
膠原病	163
神戸分類	158,159
高齢者	188
高齢者用の靴	140
呼吸循環系の機能障害	190
腰かけ	194
骨性強直	176
子供	148
子供靴	148,149
子供靴の買い替え	152,155
子供の足	149
子供の歩行	151
五本指靴下	121
コンパートメント	20

さ

差高	198
サポーター	123

し

締め率	154
シャンク	102
重症化予防	157
ジュニアスポーツ	156
除圧	109
障害予防ツール	121
踵骨棘	113
踵骨骨折	114
小児	152
踵立方関節	24
初期歩行	149

ショックアブソーバー	92
ショパール関節	14,19,24,170
人工足関節全置換術	177
人工関節置換術	177
人工透析患者	11
シンスプリント	128

す

水疱形成	120
巣ごもり需要	8
ストッパー付きの靴紐	151
ストラップタイプ	195
ストレッチ	64,136
滑り止めマット	186
スポーツ市場	124

せ

整形靴	70
石灰化	167
セラバンド	59
前足部扁平三角状変形	173
全体締め	188
剪断力	120

そ

装具	198
ソールの減り具合	154
足関節上腕血圧比	168
足関節前方引き出しテスト	43
足趾上腕血圧比	168
足趾伸展エクササイズ	63
足尖部	154
足底筋膜炎	113
足底腱膜	58
足底腱膜炎	54,133
足底装具	69,70,75
足底挿板	69,107
足底板	69
足病	157
足根中足関節	14

た

第1Köhler病	113
第2Köhler病	114
代償手段	185
ダイレクトストレッチ	65
タイロッド作用	30,92

ち

注意障害	189
中足骨骨折	114
中足骨頭切除術	177
中足骨パッド	175
中足趾節関節	19
超音波検査	44
長期の入院生活	183
長腓骨筋	132

つ

通販市場	124
月形	192,195
月形しん	94
月形部	196
槌趾変形	173
爪先立ち運動	31
つまずき防止	122

て

適合性	154
纏足（てんそく）	98

と

動作過程	185
透析患者	165
動的アライメント	45
糖尿病患者	10
糖尿病（性）足病変	158,165
徒手筋力検査	37,40
トラス機構	92,132
トラス構造	15

な

内在筋	29,57
内側楔	108
内側縦アーチ	35
内反膝	36
内反小趾	33,41,143
内反ストレステスト	43
長柄の靴べら	184,186
中敷	69,71,75,81

に

日本家屋と靴	7
日本産業規格（JIS）	83
日本フットケア・足病医学会	157
乳幼児期	147

ね	
捻挫	128
の	
脳性麻痺児	151
は	
ハイアーチ	134
ハイヒール	102
ハイヒール三重苦	101
履きかた	191
履物の歴史	3
裸足	135
発汗量	151
発達	147
パッド	138
バニオン	174
半側(視)(空間)無視	189
バンドエクササイズ	59
ハンマートウ	166
ひ	
ヒールカウンター	86,87,94,103
ヒールレイズ	136
ヒールロッカー	79,80,82
皮膚灌流圧	168
ピンチ動作	151
ピンヒール	103
ふ	
フォアフットロッカー機能	27
副運動	44,45
フットケア	10
フットサポーター	9
フットプリント	29
フットベッド	69,71,75,76,77
部分締め	188
フラットヒールのパンプス	142
フルオープンタイプ	145
へ	
ベルクロ®	191
片脚立位	136
変形性膝関節症	112
胼胝	35,143
ベンチレーション効果	119

扁平足	51,58,111,173
ほ	
ボールジョイント部	97
ボール部	97,99
保温性	118
補高	81,82,114
歩行周期	26
ま	
マーケティング	123
マーケティング戦略	8,125
巻き爪	143
摩擦力	120
末梢動脈疾患	166
慢性腎不全	163
み	
鳩尾	127
め	
面ファスナー	154
ゆ	
有痛性胼胝	174
床にトントン	153
緩み具合	197
よ	
幼児期中期	149
横アーチ	35
ら	
ラテラルウェッジ	109
ラバーグリップ	121
り	
リーチャー	184,186
リスフラン関節	14,170
リハビリシューズ	140,141,142
リハビリテーション	164
る	
ルイヒール	102
れ	
レジスタンストレーニング	169
レバーアーム	92
ろ	
ローアーチ	134
ロッカーバー	79,81,82

検印省略

リハビリテーションのための
足と靴のみかた

定価（本体 4,200円＋税）

2013年 2 月26日	第1版	第1刷発行
2024年10月17日	改題第2版	第1刷発行

編集者　坂口　顕
　　　　（さかぐち　あきら）
発行者　浅井　麻紀
発行所　株式会社 文光堂
　　　　〒113-0033　東京都文京区本郷7-2-7
　　　　TEL　（03）3813 - 5478（営業）
　　　　　　　（03）3813 - 5411（編集）

© 坂口 顕, 2024　　　　　　　　　印刷・製本：広研印刷

ISBN978-4-8306-4714-7　　　　　　Printed in Japan

・本書の複製権，翻訳権・翻案権，上映権，譲渡権，公衆送信権（送信可能化権を含む），二次的著作物の利用に関する原著作者の権利は，株式会社文光堂が保有します．
・本書を無断で複製する行為（コピー，スキャン，デジタルデータ化など）は，私的使用のための複製など著作権法上の限られた例外を除き禁じられています．大学，病院，企業などにおいて，業務上使用する目的で上記の行為を行うことは，使用範囲が内部に限られるものであっても私的使用には該当せず，違法です．また私的使用に該当する場合であっても，代行業者等の第三者に依頼して上記の行為を行うことは違法となります．
・ JCOPY 〈出版者著作権管理機構 委託出版物〉
　本書を複製される場合は，そのつど事前に出版者著作権管理機構（電話03-5244-5088，FAX 03-5244-5089，e-mail：info@jcopy.or.jp）の許諾を得てください．